FORSCHUNGSBERICHTE DES LANDES NORDRHEIN-WESTFALEN
Nr. 2251

Herausgegeben im Auftrage des Ministerpräsidenten Heinz Kühn
vom Minister für Wissenschaft und Forschung Johannes Rau

Prof. Dr. rer. nat. Wilfried Ernst

Institut für Angewandte Botanik der Universität Münster

Schwermetallresistenz und Mineralstoffhaushalt

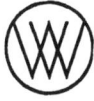

Springer Fachmedien Wiesbaden GmbH 1972

ISBN 978-3-531-02251-2 ISBN 978-3-663-19653-2 (eBook)
DOI 10.1007/978-3-663-19653-2
© 1972 by Springer Fachmedien Wiesbaden
Ursprünglich erschienen bei Westdeutscher Verlag, Opladen 1972

Gesamtherstellung: Westdeutscher Verlag

Inhalt

Einleitung 5
Hinweise zum Material und zur Methodik 6
1. Material 6
2. Methodik 6

Ergebnisse 10

I. Schwermetallaufnahme und Mineralstoffwechsel schwermetallresistenter Pflanzen bei gesteigerten Schwermetallgaben 10
 1. Der Einfluß der Zinkkonzentration des Nährmediums auf die Stoffproduktion und den Zinkhaushalt von Festuca ovina 10
 2. Der Einfluß der Zinkkonzentration des Nährmediums auf den Mineralstoffhaushalt von Festuca ovina 12
 3. Zinkhaushalt und Kationenumtauschkapazität der Wurzeln 14
 4. Aufnahme von Zink und Kupfer in ionogener und chelatisierter Form durch Silene cucubalus 14
 5. Bindung der Schwermetalle in der Pflanze 16

II. Vergleichende Untersuchungen von Monokotyledonen und Dikotyledonen schwermetallreicher Böden 18

III. Schwermetallresistenz und Ionenhaushalt verschieden resistenter Populationen von Silene cucubalus 21
 1. Spezifität der Schwermetallresistenz 21
 2. Einfluß der Schwermetalldüngung auf die Ionenaufnahme 24
 3. Der Einfluß der Zink- und Kupferdüngung auf die Verteilung der aufgenommenen Ionen innerhalb der Pflanze 27
 4. Die Verteilung der Schwermetalle Zink und Kupfer innerhalb der Zellen 30

Diskussion 32

Zusammenfassung 35

Literaturverzeichnis 36

Einleitung

Eine Pflanzenart, die an den unterschiedlichsten Standorten gedeiht, spaltet sich im allgemeinen in eine Reihe von Populationen auf, die jede für sich an die ökologischen Bedingungen des Wuchsortes besonders angepaßt ist. Solche Populationseigenschaften sind häufig genetisch fixiert und damit permanent. Ein wichtiger Teilaspekt dieser Standortsanpassung ist die Adaptation der Pflanzen an edaphische Faktoren, wie z. B. an hohe Schwermetallkonzentrationen des Bodens. Innerhalb einzelner Arten haben sich schwermetallresistente Ökotypen entwickelt, die hohe Konzentrationen von Zink, Kupfer, Blei und Nickel ohne Nachteile ertragen können (Prat 1934, Bradshaw 1952, Baumeister 1954 u. a.).

Nach Repp (1963) sollen die Pflanzen kupferreicher Böden infolge ihrer Resistenz gegen das in hohen Konzentrationen physiologisch sehr toxische Kupfer gleichzeitig eine Resistenz gegen die weniger giftigen Zink- und Bleisalze aufweisen, d. h. eine allgemeine Resistenz gegenüber Schwermetallen besitzen. Demgegenüber deuten die Versuchsergebnisse von Schwanitz und Hahn (1954), Wachsmann (1959) sowie Bradshaw et al. (1965) darauf hin, daß die Pflanzen kupferreicher Böden in zinkreichen Nährmedien in ihrer Entwicklung und in ihrem Wachstum gehemmt werden und vice versa. Von diesen Autoren wird eine jeweils nur für die im unmittelbaren Substrat des Standortes reichlich vorhandenen Schwermetalle spezifische Resistenz postuliert. Hinsichtlich der Resistenz gegen Schwermetalle konnte nachgewiesen werden, daß die Resistenz gegen Zink (Bröker 1963, Gries 1966) und Kupfer (Ernst 1969b, Allen und Sheppard 1971) bei Silene cucubalus und Mimulus guttatus erblich fixiert und dominant vererbbar ist.

Neben den genetischen Aspekten bleiben die physiologischen Mechanismen, die die Resistenz gegen die Schwermetalle bedingen, weitgehend ungeklärt. Bisher konnte abgesehen von Untersuchungen zur Photosynthese der Schwermetallökotypen und Normalformen von Silene cucubalus (Baumeister und Burghardt 1956, Wachsmann 1959) nur nachgewiesen werden, daß die Schwermetallresistenz nicht in der Fähigkeit der Pflanzen besteht, die Aufnahme von Zink und Kupfer weitgehend auszuschließen im Gegensatz zur Manganaufnahme manganresistenter Varietäten von Lolium perenne (Vose und Randall 1962). Denn alle resistenten Ökotypen weisen hohe Schwermetallkonzentrationen in den Geweben auf (Zusammenfassung bei Baumeister et al. 1967, Ernst 1972). Dabei ist eine unterschiedliche Verteilung der Schwermetalle innerhalb der Gewebe und innerhalb der Zellen festzustellen (Ernst 1969a, Turner 1970, Ernst und Weinert 1972).

Andererseits ist aus den Arbeiten von Turner und Gregory (1967) bekannt, daß zinkresistente Populationen von Agrostis tenuis trotz steigender Zinkgehalte des Nährmediums keinen Anstieg im Zinkgehalt der Blätter erkennen lassen. Es sollte deshalb geprüft werden, ob die zinkresistenten Gramineen die aufgenommenen

Schwermetalle fast vollständig in den Wurzeln festlegen können oder ob eine eingeschränkte Zinkaufnahme stattfindet, die die Ursache für die beobachteten Unterschiede im Schwermetallgehalt von Monokotyledonen und Dikotyledonen schwermetallreicher Böden sein könnte. Neben einer Einschränkung der aktiven Aufnahme steht aber auch die niedrige Kationenumtauschkapazität der Wurzeln von Gramineen (Staub 1964, Gladstone und Loneragan 1967) als Ursache für die Differenzen im Schwermetallgehalt zur Diskussion.

Falls die Arten schwermetallreicher Böden eine spezifische Resistenz gegen Zink, Kupfer, Blei oder bzw. und Nickel aufweisen, dann müssen sie einen Mechanismus besitzen, der zwischen den einzelnen Schwermetallen unterscheiden kann. Es ist daher zu prüfen, ob die Schwermetalle in gleichen Mengen von toleranten und intoleranten Ökotypen aufgenommen werden und wie der Ionenhaushalt der gesamten Pflanze durch die einzelnen Schwermetalle beeinflußt wird.

Insgesamt verfolgt diese Arbeit das Ziel, durch Untersuchung des Mineralstoffwechsels von Schwermetallpflanzen und dessen Beeinflussung durch Kupfer- und Zinkverbindungen die Probleme der Schwermetallresistenz einer Lösung näher zu bringen und die Frage nach einer spezifischen oder allgemeinen Schwermetallresistenz endgültig zu klären.

Hinweise zum Material und zur Methodik

1. Material

Das Saatgut von _Festuca ovina_ L. und _Silene cucubalus_ WIB. sowie das Material der Freilanduntersuchungen stammt von folgenden schwermetallreichen Böden:

Innerste-Terrasse bei Langelsheim	$51°57'$N	$10°21'$E
Bleikuhlen bei Blankenrode	$51°32'$N	$8°53'$E
Jittenberg bei Marsberg	$51°27'$N	$8°52'$E
Imsbach bei Kaiserslautern	$49°35'$N	$7°54'$E
Hochkönig bei Bischofshofen/Österreich	$47°24'$N	$13°07'$E
Grizedale/England	$54°04'$N	$2°26'$E
Copper King/Rhodesien	$17°30'$S	$29°15'$E
Tipperary Claims/Rhodesien	$17°42'$S	$31°44'$E

Die Fundorte der Populationen von _Silene cucubalus_ auf schwermetallarmen Böden liegen bei

Brochterbeck	$52°14'$N	$7°45'$E
Solnhofen	$48°53'$N	$11°00'$E.

2. Methodik

a) Kulturmethoden
Die Anzucht von _Festuca ovina_ und _Silene cucubalus_ erfolgte in einem Sand/Gartenerde-Gemisch. Die Pflanzen von _Silene cucubalus_ wurden nach 6 Wochen, diejenigen von _Festuca ovina_ nach 9 Wochen in die Wasserkulturen überführt. Die Grundnährlösung hatte folgende Zusammensetzung:

Aqua dest. 1000 ml, 1 mmol KNO_3, 1 mmol $Ca(NO_3)_2 + 4\ H_2O$, 1 mmol $NaH_2PO_4 + H_2O$, 0,5 mmol $MgSO_4 + 7\ H_2O$, 0,2 mmol $FeCl_3$, 0,1 mmol $NaCl$, 0,05 mmol H_3BO_3, 0,02 mmol $MnSO_4 + H_2O$ und 0,001 mmol $(NH_4)_6Mo_7O_{24} + 4\ H_2O$.

Die Zugabe der Schwermetalle Zink und Kupfer - jeweils als Sulfat - ist den einzelnen Versuchsreihen zu entnehmen. Da eine Eisenversorgung über den Fe-EDTA-Komplex nicht möglich war (s. Seite 14) wurde nach 14 Tagen die Eisengabe um 0,1 mmol $FeCl_3$ erhöht. Alle 30 Tage wurde die Nährlösung erneuert. Der pH-Wert des Nährmediums wurde auf 5,5 eingestellt.

b) Analytische Methoden
Die getrockneten Pflanzenproben wurden mit einem Gemisch aus $HNO_3/HClO_4$ feucht verascht. Die getrockneten Böden wurden jeweils 4 Stunden zur Extraktion der wasserlöslichen Anteile mit aqua dest. und zur Extraktion der austauschbaren Komponenten mit 1 n Ammoniumazetatlösung geschüttelt. Der Gesamtaufschluß der Böden erfolgte mit Königswasser.

Die Phosphatbestimmung erfolgt kolorimetrisch nach dem Verfahren von Chen et al. (1956). Der blaue Farbkomplex wurde bei 820 nm im Zeiss-Spektralphotometer PM Qu II gemessen.

Die Bestimmung von Kalium erfolgte flammenphotometrisch, diejenige von Zink, Kupfer, Blei, Nickel, Mangan, Eisen, Natrium, Magnesium und Calcium atomabsorptions-spektrophotometrisch mit dem Aas Unicam SP 90 in einer Luft-Azetylen-Flamme. Da eine gegenseitige Beeinflussung der Elemente, die in der Flamme durch Bildung stabiler Komponenten zu einer Verminderung der Zahl der freien Atome führt, bei der Atomabsorptions-Spektrophotometrie nicht ausgeschlossen werden kann und Untersuchungen nur in begrenztem Umfang und mit sehr heterogenen Ergebnissen vorliegen (Dvorak 1967, McBride 1967, Stupar et al. 1967, Judel und Heilenz 1969), wurde die Störanfälligkeit für die Elemente Ca, Mg, Fe, Mn, Zn, Cu, Pb und Ni durch Zusätze von Aluminium, Alkaliphosphaten und diversen Säuren überprüft bzw. neu untersucht.

Bei den vorliegenden Untersuchungen ergaben sich für Zink, Kupfer, Mangan, Eisen, Nickel und Blei keine nennenswerten gegenseitigen Beeinflussungen. Eine Verbindungsbildung mit anderen Begleitelementen war nicht festzustellen. Im Gegensatz zu diesen Elementen werden Magnesium und Calcium in der Flamme durch Verbindungsbildungen gestört. So zeigten schon erste Versuche, daß die in der aufgeschlossenen Pflanzensubstanz zu erwartenden Konzentrationen an Phosphorsäure einen absorptionssenkenden Einfluß auf Magnesium und Calcium ausüben (Tab. 1). Deshalb wurde für die Bestimmung von Calcium und Magnesium jeweils Lanthannitrat (1% in der Meßlösung) als Störungsakzeptor zugesetzt, wie es McBride (1967) für Calcium und Dvorak (1967) für Magnesium empfohlen haben. Infolge der Affinität des Lanthans wird eine Verbindungsbildung zwischen Calcium und Magnesium sowie Phosphaten verhindert. Die von Judel und Heilenz (1969) empfohlenen Zusätze von P und Mg bei der Ca-Bestimmung haben sich auf Grund der starken Herabsetzung der Meßempfindlichkeit ebenso wenig bewährt wie der Zusatz von $SrCl_2$ (nach Stupar et al. 1967) für die Magnesiumbestimmung.

Tab. 1: Einfluß von Magnesium, Aluminium und Phosphorsäure auf die atomabsorptions-spektrophotometrische Bestimmung von 20 µg Calcium / ml.

Zusatz von	Meßwert (μg Ca/ml)	Abweichung (%)
aqua dest.	20.0	0.0
110 μg Mg/ml als Sulfat	6.0	- 70.0
500 μg P/ml als KH_2PO_4	11.0	- 45.0
110 μg Mg/ml + 500 μg P/ml	4.4	- 78.0
500 μg P + 1 ml $CsCl-Al(NO_3)_3$-Puffer	0.1	- 99.5

Weiterhin war der Einfluß der Säurekonzentration auf die Nachweisempfindlichkeit der Elemente zu überprüfen, da Böden und Pflanzen mit beträchtlichen Säuremengen aufgeschlossen wurden. Während die verwendeten $HNO_3/HClO_4$-Konzentrationen beim Aufschluß der Pflanzensubstanz ohne Einfluß auf die Meßgröße der geprüften Elemente blieben, setzte Salzsäure die Nachweisempfindlichkeit herab (Tab. 2). Offensichtlich erfolgt mit höheren HCl-Konzentrationen eine beträchtliche Erniedrigung der noch meßbaren Elementkonzentration durch Verschiebung des Ionisationsgleichgewichtes in der Flamme, wie sie Schmidt (1967) für überschüssiges NaCl gefunden hat. Auch die für die Bestimmung der austauschbaren Metallionen verwendete Ammoniumazetat-Konzentration verminderte die Nachweisempfindlichkeit.

Tab. 2: Einfluß von Ammoniumazetat und Salzsäure auf die Nachweisempfindlichkeit von Zink und Kupfer (jeweils 10 µg/ml)

Lösungsmittel	Zink μg/ml	Abweichung %	Kupfer μg/ml	Abweichung %
aqua dest.	10.0	0.0	10.0	0.0
1.0 n NH_4-Azetat	8.7	- 13.0	8.9	- 11.0
0.1 n HCl	10.0	0.0	10.0	0.0
0.5 n HCl	9.5	- 5.0	9.8	- 2.0
1.0 n HCl	8.7	- 13.0	9.4	- 6.0
2.0 n HCl	8.3	- 17.0	8.4	- 16.0
6.0 n HCl	7.0	- 30.0	6.4	- 36.0
12.0 n HCl	5.1	- 49.0	4.2	- 58.0

Auf Grund dieser Ergebnisse war es notwendig, die Königswasseraufschlüsse der Böden zur Trockne einzudampfen. Für Säurekonzentrationen unter 1 n HCl und für die Ammoniumazetatextrakte wurden entsprechende Eichreihen angesetzt. Auf diese Weise konnte eine Minderbestimmung vermieden werden.

c) Messung der Schwermetall-Löslichkeit
Zur Ermittlung der Löslichkeit der von der Pflanze aufgenommenen Schwermetalle wurde das frische Pflanzenmaterial nacheinander jeweils 24 Stunden mit Butanol, aqua dest. 0.1 n HCl und 1 n HCl extrahiert und der Rückstand feucht verascht. Das Butanol wurde vor der Messung abgeraucht.

d) Subzelluläre Trennungsmethoden
Nach Homogenisation der pflanzlichen Gewebe in 0.5 mol Glucose bei $\pm 2^{\circ}$ C erfolgte die subzelluläre Separation durch differenzierte Zentrifugation bei $+ 0.5^{\circ}$ C in einer gekühlten Zentrifuge des Typs Sorvall RC 2 B mit Winkelrotor. Phosphatpuffer konnten wegen nachgewiesener Austauschvorgänge für die Homogenisation ebenso wenig wie andere Puffer verwendet werden.

e) Messung der Kationenumtauschkapazität der Wurzeln
Die Bestimmung der Kationenumtauschkapazität der Wurzeln erfolgte an Feinwurzeln, die bei $+105^{\circ}$ C getrocknet und anschließend gemahlen wurden. Für die weitere Aufarbeitung wurde das von Crooke (1958) modifizierte Verfahren nach Drake et al. (1951) angewandt.

f) Zellphysiologische Untersuchungen der Schwermetallresistenz
Das Resistenzverhalten der Zellen der Sproßepidermis von <u>Silene cucubalus</u> gegenüber Zink und Kupfer wurde in abgestuften Zink- und Kupferlösungen unter Zusatz von 1/20 Shivescher Nährlösung untersucht. Im Gegensatz zu Repp (1963) wurden die Versuche einheitlich nach 48 Stunden ausgewertet und die Zahl der vitalen Zellen mit Hilfe eines Planmikroskopes gezählt oder nach der folgenden Skala geschätzt:

LL	alle Zellen lebend
LL+	stellenweise beginnendes Absterben der Zellen
L+	etwa 50% lebende Zellen
L++	noch einige lebende Bezirke vorhanden, der größte Teil der Zellen abgestorben
++	alle Zellen abgestorben.

Obwohl das Verfahren der vergleichenden Protoplasmatik schon seit Iljin (1935) und Kaho (1933) als Resistenztestverfahren bekannt und auf Resistenzteste gegen Kochsalz (Repp 1958, Mercado 1970), gegen Mangan (Biebl und Rossi-Pillhofer 1954), Kupfer (Url 1956, Repp 1963, Ernst 1969b, Schiller 1971), Zink (Gries 1966, Rüther 1967, Ernst 1969b, 1972) sowie gegen andere Schwermetallsalze angewandt wurde, besteht über die physiologischen Vorgänge z. T. noch weitgehende Unklarheit. Besonders auffällig ist, daß häufig in höher konzentrierten Testlösungen die Vitalität der Zellen besser ist als in schwächer konzentrierten Lösungen (Gries 1966, Rüther 1967). Diese Problematik soll an einer Untersuchungsreihe zur Zinkresistenz von <u>Silene cucubalus</u> vom zinkreichen Boden Blankenrode noch einmal aufgezeigt werden (Tab. 3).

Die Resistenzgrenze gegenüber Zinksulfatlösungen wurde mit 80 mmol ermittelt. Nach Erreichen der Resistenzgrenze nimmt die Zahl der abgestorbenen Zellen bis zur 0.4 mol Zn-Reihe zu, um dann wieder von 0.4 mol auf 1.0 mol in der Vitalität anzusteigen. Dieser Vitalitätsanstieg ist stets in hypotonischen Zinksulfatlösungen zu beobachten. Dieser Effekt, von Schindler

Tab. 3: Resistenzverhalten der Sproßepidermen von Silene cucubalus - Populationen des zinkreichen Bodens von Blankenrode gegenüber Zinksulfatlösungen. Zahl der untersuchten Pflanzen: 30. Test: 12.6.1971. Testzeit: 48 Stunden.

Vitalität	Kontrolle 1/20 Shive	Zinksulfatlösungen (mmol)										
		0.04	0.08	0.4	4.0	40	80	200	400	600	800	1000
LL	30	30	30	30	29	27	27	3	0	7	19	24
LL+	.	.	.	.	1	3	3	20	19	18	10	6
L+	.	.	.	.	.	.	.	7	8	4	.	.
L++	.	.	.	.	.	.	.	.	3	1	1	.
++	.	.	.	.	.	.	.	.	.	.	.	.

(1943) als eine durch eiweißfällende und entwässernde Kontaktwirkung der Schwermetalle gebildete "Schutzschicht" gedeutet, legt die Vermutung nahe, daß entweder durch osmotische Effekte oder durch Behinderung des aktiven Transportes die Ionenaufnahme in das Plasma gehemmt wird. Dadurch würde dieses Schnelltestverfahren zur Ermittlung von Resistenzgrenzen in seiner Aussagekraft stark beeinträchtigt.

Wie Versuche, über die an anderer Stelle (Ernst, in Vorber.) eingehend berichtet wird, gezeigt haben, ist die hohe Vitalität der Zellen in der 1 mol Zinksulfatlösung auf eine Behinderung der Ionenaufnahme zurückzuführen. Unterhalb von 0.2 mol Zinksulfatlösungen konnte diese Behinderung nicht festgestellt werden. Für den Resistenztest bedeutet dieser Befund, daß die Methode der vergleichenden Protoplasmatik nur unterhalb von 0.4 mol brauchbare Ergebnisse liefert.

Ergebnisse

I. Schwermetallaufnahme und Mineralstoffwechsel schwermetallresistenter Pflanzen bei gesteigerten Schwermetallgaben

1. Der Einfluß der Zinkkonzentration des Nährmediums auf die Stoffproduktion und den Zinkhaushalt von Festuca ovina

Zur Untersuchung der Wirkung gesteigerter Zinkkonzentrationen des Nährmediums auf den Mineralstoffhaushalt von Schwermetallpflanzen wurde ein zinkresistenter Ökotyp von Festuca ovina der Provenienz Blankenrode ausgewählt, um damit gleichzeitig die von Turner und Gregory (1967) mitgeteilten Befunde an Gramineen überprüfen zu können. Die Pflanzen wuchsen in Gartenerde sehr langsam, so daß sie erst nach einer Anzucht von 90 Tagen in die Wasserkulturgefäße überführt und für weitere 90 Tage kultiviert wurden. Die Zinkkonzentrationen der Nährlösung sind Tab. 4 zu entnehmen.

Tab. 4 zeigt die Auswirkung der Zinkdüngung auf die Stoffproduktion. Das optimale Wachstum der Pflanzen lag bei 30 μmol Zink, während höhere und niedrigere Zinkgaben zu einer Ertragsdepression führten.

Tab. 4: Stoffproduktion einer zinkresistenten Festuca ovina bei gesteigertem Zinkangebot des Nährmediums (mg Trockengewicht).

Zinkgehalt des Nährmediums	Wurzel	Blatt-scheiden	Blatt-spreiten	Gesamt-ertrag
0.01 µmol	63.5	163.9	347.2	574.6
30.0 µmol	138.8	319.8	706.0	1164.6
75.0 µmol	68.4	115.5	349.4	533.3
150.0 µmol	52.8	106.2	352.9	511.9

Die Beziehungen zwischen dem Zinkgehalt der Pflanzen und der Zinkkonzentration des Nährmediums ist in Tab. 5 zusammengefaßt. Bei einem Angebot von 0.01 µmol Zn ist der Zinkgehalt der Pflanzen naturgemäß gering. Eine Erhöhung der Zinkkonzentration der Nährlösung auf 30 µmol hat eine 5- (Wurzel) bis 13-fache (Blattscheiden) Steigerung des Zinkgehaltes zur Folge. Eine weitere Verfünffachung der Zinkgabe auf 150 µmol führt zu einem erneuten Anstieg der Zinkkonzentration in allen Organen, doch ist die Erhöhung in der Wurzel wesentlich größer als die der Blattspreiten. Damit reagiert Festuca ovina auf eine Steigerung der Zinkdüngung ebenso wie die schwermetallresistenten Populationen von Silene cucubalus und Thlaspi alpestre (Ernst 1968a), was im Widerspruch zu den Befunden von Turner und Gregory (1967) steht.

Tab. 5: Einfluß der Zinkkonzentration des Nährmediums auf den Zinkgehalt von Festuca ovina (µg/g Trockensubstanz)

Zinkgehalt des Nährmediums	Wurzel	Blatt-scheiden	Blatt-spreiten
0.01 µmol	125	16	12
30.0 µmol	629	203	83
75.0 µmol	2950	698	129
150.0 µmol	8000	857	226

Auf Grund der unterschiedlichen Stoffproduktion in den Zinkreihen ist eine Beurteilung der Zinkverteilung innerhalb der Pflanzen nur bei Berücksichtigung der Gesamtaufnahme möglich. Dabei fällt auf (Tab. 6), daß nur in der 30 µmol Zinkreihe bei optimaler Stoffproduktion mehr als 50% des aufgenommenen Zinks in die Blätter weitergeleitet wurden. In der höchsten geprüften Zinkkonzentration (150 µmol) sind dagegen bereits 71.2% des Gesamtzinks in der Wurzel zu finden. Außerdem ergibt sich auch für Festuca ovina, daß die Zinkaufnahme nicht mit dem Zinkgehalt des Nährmediums linear korreliert ist.

Tab. 6: Gesamtzinkaufnahme durch Festuca ovina und die Verteilung auf die einzelnen Organe nach 90-tägiger Wasserkultur

Zinkgehalt des Nährmediums	Zinkmenge (µg Atom Zn) in			
	Wurzel	Blattscheiden	Blattspreiten	Summe
0.01 µmol	0.12	0.04	0.06	0.22
30.0 µmol	1.34	1.00	0.90	3.24
75.0 µmol	3.09	1.24	0.69	5.02
150.0 µmol	6.47	1.40	1.22	9.09

Die Zinkaufnahme kann als Funktion der Größe des Wurzelsystems und der Zinkabsorptionsrate je Wurzeleinheit betrachtet werden. Bei der ungleichmäßigen Wurzelentwicklung in den vier Konzentrationsstufen ist es aber schwierig, die Effektivität des Wurzelsystems für die Zinkabsorption zu vergleichen. Aus diesem Grunde ist es besser, die Raten der Zinkabsorption auf eine andere Basis zu stellen. Es wurde die von Williams (1948) vorgeschlagene Absorptionsrate je Einheit Wurzeltrockenmasse gewählt. Durch Betrachtung der ständigen Aufnahmerate ist die Möglichkeit gegeben, Änderungen im Wurzelwachstum von Beginn bis zum Ende des Experimentes zu berücksichtigen entsprechend der Gleichung:

$$A_M = \frac{1}{R} \frac{dM}{dt},$$

wobei A die ständige Aufnahme eines Mineralstoffes M pro Wurzelgewichtseinheit und R das Trockengewicht der Wurzel zum gewählten Zeitpunkt ist.

Danach lassen steigende Zinkkonzentrationen in der Nährlösung auch die Rate der Zinkabsorption über das ganze Spektrum der untersuchten Konzentrationsstufen ansteigen (Tab. 7).

Tab. 7: Wirkung der Zinkkonzentration der Nährlösung auf die Rate der Zinkabsorption von Festuca ovina bei 90-tägiger Kulturdauer

Zinkgehalt der Nährlösung	Zinkabsorptionsrate ng Atome / g Wurzel-Trockengewicht / Tag
0.01 µmol	38.5
30.0 µmol	259.5
75.0 µmol	815.0
150.0 µmol	1910.0

2. Einfluß der Zinkkonzentration des Nährmediums auf den Mineralstoffhaushalt von Festuca ovina

Es ist zu erwarten, daß die beträchtlichen Anstiege im Zinkgehalt der Pflanzen bei erhöhter Zinkdüngung Auswirkungen auf den gesamten Ionenhaushalt der Pflanzen haben müssen. Wie Tab. 8 ausweist, steigt die Gesamtkonzentration der Kationen in der Wurzel mit höheren Zinkgaben an, und zwar um das 2.7-fache von der 0.01 µmol-Zn-Reihe bis zur 150 µmol-Zn-Reihe. Hingegen bleibt die Kationenkonzentration der Blattspreiten nahezu unbeeinflußt, während in den Blattscheiden gewisse, aber von der Zinkgabe unabhängige Schwankungen zu beobachten sind.

Für die einzelnen Kationen ergibt sich innerhalb der verschiedenen Organe bei zunehmendem Zinkgehalt des Nährmediums folgender Aspekt: Die vermehrte Kationenkonzentration der Wurzel geht im wesentlichen auf eine beträchtliche Zunahme der Calcium- und Kaliumkonzentration zurück. Dagegen ist absolut gesehen die Erhöhung im Magnesium- und Natriumgehalt gering. Innerhalb der Mikronährstoffe ist der hohe Mangan-Gehalt in der 0.01 µmol Zn-Reihe auffallend. Die Mangankonzentration nimmt dann in der nächsthöheren Zinkreihe (30.0 µmol) beträchtlich ab, um dann wieder mit der Steigerung der Zinkgaben im Nährmedium langsam anzusteigen (vgl. auch Rosell und Ulrich 1964).

Tab. 8: Einfluß der Zinkkonzentration des Nährmediums auf die Kationenkonzentration von **Festuca ovina**. Alle Angaben in µg Atom/g Trockensubstanz

Organ	Zinkgehalt der Nährlösung	Mikronährstoffe Zn	Fe	Mn	Mikronährstoffe Ca	Mg	K	Na	Summe
Wurzel	0.01 µmol	1.9	37.8	23.2	262	35	222	26	608
	30.0	9.6	34.0	1.9	485	54	218	77	880
	75.0	45.1	41.8	7.5	437	53	337	37	958
	150.0	150.0	41.6	10.6	897	97	415	71	1682
Blattscheide	0.01 µmol	0.2	2.0	4.2	219	100	415	89	829
	30.0	3.1	1.2	2.4	176	122	303	73	681
	75.0	10.7	2.7	5.1	434	160	372	147	1032
	150.0	13.1	2.8	4.7	173	110	147	121	571
Blattspreite	0.01 µmol	0.2	1.8	8.4	127	117	612	127	993
	30.0	1.3	1.4	4.4	146	185	472	123	933
	75.0	2.0	1.5	4.7	132	133	406	277	956
	150.0	3.5	2.3	4.2	130	72	585	170	967

Tab. 9: Einfluß der Zinkdüngung auf die Rate der Kationen- und Anionenabsorption durch **Festuca ovina** bei 90-tägiger Kulturdauer

Zinkgehalt der Nährlösung	Absorptionsrate (µg Atom/g Wurzel-Trockengewicht) Zn	Fe	Mn	Ca	Mg	K	Na	Kationensumme	P	S
0.01 µmol	3	52	79	1462	875	4655	887	8013	1340	1392
30.0	23	34	29	1625	1277	3318	945	7251	819	1232
75.0	73	54	40	1848	1000	3034	1695	7744	1138	1690
150.0	172	42	48	2115	800	4605	1452	9234	1382	2080

Innerhalb der Blattscheiden sind nur schwache Relationen zwischen der Zinkdüngung und der Kationenkonzentration zu beobachten. Mit erhöhten Zinkgaben fällt die Kaliumkonzentration ab, während die Natriumkonzentration leicht zunimmt.

Lassen wir die 0.01 µmol Zn-Reihe außer Betracht, so ist in den Blattspreiten mit steigenden Zinkgaben eine Verminderung der Magnesiumkonzentration festzustellen, der ein Anstieg im Kalium- und Natriumgehalt gegenübersteht. Daraus resultiert eine Verschiebung des (Ca+Mg)/(K+Na)-Verhältnisses von 1.11 in der 30 µmol Zn-Reihe auf 0.54 in der 175 µmol Zn-Reihe (mval-Werte!).

Um den Einfluß der Zinkdüngung auf die Kationenaufnahme beurteilen zu können, ist auf Grund der unterschiedlichen Stoffproduktion in den einzelnen Zinkreihen der Bezug der Gesamtaufnahme auf die Wurzeleinheit notwendig. Dabei ergibt sich, daß mit steigenden Zinkgaben nicht nur die Zinkabsorption, sondern auch die Calciumabsorption erhöht ist (Tab. 9). Alle anderen Kationen zeigen keine Korrelation zur Zinkdüngung. Nur bei einer summativen Betrachtung der Alkali- und Erdalkaliabsorption ist eine Beziehung zur Zinkdüngung insofern gegeben, als mit steigenden Zinkgaben die Aufnahme der zweiwertigen und der einwertigen Kationen zunimmt.

Die gleiche Tendenz ergibt sich auch für die untersuchten Anionen. Abgesehen von der stets hohen Absorptionsrate bei niedrigem Zinkgehalt (vgl. auch Rosell und Ulrich 1964) ist eine Steigerung der Absorptionsrate mit Erhöhung der Zinkgabe festzustellen.

3. Zinkhaushalt und Kationenumtauschkapazität der Wurzeln (CEC)

Im folgenden sollte geklärt werden, ob der bei steigender Zinkernährung beobachtete Anstieg in der Calciumaufnahme von Festuca ovina durch eine Erhöhung der Kationenumtauschkapazität der Wurzeln bedingt ist, wie es Crooke (1958) bei Nickelsteigerungsreihen gemessen hat. Denn auf Grund des Valzeneffektes binden Austauscher von geringer Kapazität im Vergleich zu einem mit hoher Kapazität mehr einwertige als zwei- und mehrwertige Ionen (Straub 1964, Crooke et al. 1962, Gladstone et al. 1967).

Die Kationenumtauschkapazität der Wurzeln von Festuca ovina aus den vier Zinkreihen zeigt in der Tat erhebliche Unterschiede (Tab. 10). Doch ergibt die Varianzanalyse der CEC-Werte auch in der 75 μmol Zinkreihe keinen signifikanten Unterschied zu den drei übrigen Reihen. Es besteht also keine Beziehung zwischen der Kationenumtauschkapazität der Wurzeln und dem Zinkgehalt des Nährmediums. Die Änderungen in der Calciumabsorption dürften daher auf aktive Aufnahmeprozesse zurückgehen.

Tab. 10: Kationenumtauschkapazität der Wurzeln von Festuca ovina bei verschiedenen Zinkkonzentrationen des Nährmediums

Zinkgehalt der Nährlösung	Kationenumtauschkapazität mval/100 g trockene Wurzeln
0.01 μmol	15.6 $\pm$ 1.4
30.0	12.3 $\pm$ 2.1
75.0	18.5 $\pm$ 2.6
150.0	13.8 $\pm$ 1.7

4. Aufnahme von Zink und Kupfer in ionogener und chelatisierter Form durch Silene cucubalus

Neben dem Einfluß der Zinkdüngung auf den Ionenhaushalt und der gegenseitigen Beeinflussung der Schwermetallionen bei der Aufnahme, auf die ich später zurückkomme, ist der Schwermetallgehalt der schwermetallresistenten Pflanzen von der Art der gebotenen Schwermetallsalze abhängig (Ernst 1968a, Schiller 1971). Für das Zink konnte gezeigt werden (Ernst 1968a), daß es in ionogener Form in größeren Mengen aufgenommen wird als in chelatisierter Form. Die vermehrte Aufnahme und raschere Weiterleitung des ionogenen Zink wirkt sich in einer wesentlich erhöhten Zinkkonzentration der Blätter aus (Tab. 11). Darüber hinaus wird bei chelatisiertem Zink der Eisenhaushalt der Blätter von Silene cucubalus in der Weise beeinflußt, daß die Eisenkonzentration beträchtlich angehoben wird. Die Wirkung der Zn-EDTA-Düngung auf die anderen Ionen ist hingegen gering.

Für Kupfer sollte nun ebenfalls geprüft werden, wie die Aufnahme von Cu-EDTA und $CuSO_4$ verläuft und welchen Einfluß der Ionenstatus im Nährmedium auf den gesamten Ionenhaushalt der Pflanzen ausübt. Versuchsobjekt war der Kupferökotyp Marsberg von

Tab. 11: Einfluß von Zink in ionogener und chelatisierter Form auf die Kationenkonzentration der Blätter von Silene cucubalus, Ökotyp Blankenrode. Alle Werte in µg Atom/g Trockenmasse.

Nährmedium	Zn	Mn	Fe	K	Na	Ca	Mg
1.0 mmol $ZnSO_4$	62.4	0.5	6.0	649	54	120	144
1.0 mmol ZnEDTA	6.2	0.5	10.2	999	57	110	146

Silene cucubalus. Die Kupferkonzentration der Nährlösung wurde wegen der höheren physiologischen Toxizität des Kupfers im Vergleich zum Zink auf 1:10 gesenkt. Wie beim Zink (Ernst 1968a) ist auch bei kupfersulfathaltigem Nährmedium eine geringere Biomasse als in kupferchelathaltiger Nährlösung festzustellen (Tab. 12). Besonders stark wird in der Kupfersulfatreihe das Wurzelwachstum beeinträchtigt, das nur 37,4% desjenigen der CuEDTA-Reihe erreicht.

Tab. 12: Stoffproduktion vom kupferresistenten Ökotyp von Silene cucubalus bei ionogener und chelatisierter Kupferform. Angaben in mg Trockensubstanz/Pflanze.

Nährmedium	Wurzel	Sproß	Blätter	Gesamtproduktion
0.1 mmol $CuSO_4$	16.7	61.4	224.3	302.4
0.1 mmol CuEDTA	44.6	93.8	333.9	472.3

Ionogenes und chelatisiertes Kupfer beeinflussen die Kationenkonzentration der Pflanzen in recht unterschiedlicher Weise (Tab. 13). Bei Kupferchelatdüngung wird der Ca-Gehalt der Wurzeln und Blätter stark verringert, desgleichen der Na-Gehalt der Blätter. Die Kaliumkonzentration steigt einheitlich in allen drei Organen an. Bei den Mikronährstoffen wird in der CuEDTA-Reihe die Konzentration von Kupfer, Zink und Mangan in der Wurzel vermindert, hingegen kaum die des Eisens. Andererseits ist in den Blättern ein Absinken des Mangangehaltes und eine deutliche Zunahme der Kupfer- und Eisenkonzentration festzustellen.

Tab. 13: Einfluß des Kupfers in ionogener und chelatisierter Form auf die Nährstoffkonzentration von Silene cucubalus, Ökotyp Marsberg. Alle Angaben in µg Atom/g Trockenmasse.

Nährmedium	Organ	Cu	Zn	Mn	Fe	K	Na	Ca	Mg
0.1 mmol $CuSO_4$	Blatt	5.5	0.7	4.7	3.9	470	486	470	284
	Sproß	26.9	0.7	2.1	4.1	304	606	559	160
	Wurzel	47.4	3.1	2.3	32.3	368	217	507	111
0.1 mmol CuEDTA	Blatt	7.2	0.7	3.2	9.5	640	327	360	269
	Sproß	2.6	0.4	2.3	4.3	371	636	524	118
	Wurzel	16.0	1.8	1.3	30.2	689	286	248	115

Zieht man die Gesamtbilanz der Kationenaufnahme in den beiden Kupferreihen, so ergibt sich für das Kupfer zwischen beiden Reihen nur eine Differenz von 7% (Tab. 14). Ebenso sind die Unterschiede im Gesamtentzug für Zink und Mangan gering. Hingegen wird durch eine Kupferchelatdüngung die Absorption von Eisen, Kalium, Calcium und Magnesium um mehr als 20% gesteigert.

Als Konsequenz dieser Versuche mußte in den Kulturversuchen zur Schwermetallresistenz auf die sonst übliche Eisenversorgung der Pflanzen in Form des Organo-Komplexes (Fe-EDTA) verzichtet werden, da Nebeneffekte auf den Zink- und Kupferhaushalt nicht ausgeschaltet werden können.

Tab. 14: Nährstoffentzug durch den kupferresistenten Ökotyp "Marsberg" von Silene cucubalus bei Cu-EDTA- und $CuSO_4$-Düngung. Alle Werte in µg Atom/Pflanze.

Nährmedium	Cu	Zn	Mn	Fe	Ca	Mg	K	Na	(Ca+Mg)/(K+Na)
0.1 mmol $CuSO_4$	3.65	0.26	1.22	1.66	148	75	130	149	0.8
0.1 mmol CuEDTA	3.41	0.36	1.35	4.91	180	106	279	181	0.6

5. Bindung der Schwermetalle in der Pflanze

Für eine Beurteilung des Schwermetallhaushaltes und damit auch der Schwermetallresistenz ist nun von Interesse, in welcher Form die Schwermetalle in der Pflanze vorliegen und ob eine frühzeitige Festlegung in der Wurzel erfolgt. Die Form, in der das Zink in den Wurzeln und Blättern von Festuca ovina und Silene cucubalus vorliegt, konnte durch ein fraktioniertes Extraktionsverfahren mit verschiedenen Lösungsmitteln ermittelt werden.

Die Ergebnisse der an den Wurzeln von Festuca ovina und Silene cucubalus durchgeführten Extraktionen sind in Tab. 15 zusammengestellt. Das organische Lösungsmittel (Butanol), das mit Wasser nicht mischbar ist, entzieht nur minimale Zinkmengen (0.4 - 2.4%). Der größte Teil des Zinks liegt in der Wurzel in säurelöslicher, d. h. austauschbarer Form vor. Der Hauptanteil von 46.1 - 77.3% des Gesamtzinks wird bereits durch eine schwache Salzsäure (0.1 n) ausgetauscht. Weiterhin ist zu erkennen, daß mit zunehmendem Zinkgehalt des Nährmediums und der Pflanzenwurzeln der wasserlösliche Anteil des Zinks in den Wurzeln von Festuca ovina absinkt und die schwerer austauschbaren (1.0 n HCl-Fraktion) und nicht-austauschbaren Anteile ansteigen. Dabei entsprechen die Ergebnisse der Wasserkulturversuche denjenigen von Untersuchungen, die am natürlichen schwermetallreichen Standort in Blankenrode gewonnen wurden. Dort betrug der wasserlösliche Zinkgehalt des lufttrockenen Bodens 1.25 mmol, der mit Ammoniumazetat austauschbare Zinkgehalt 20 mmol bei einem Gesamtzinkgehalt von 68400 µg/g.

In den Blättern der beiden Pflanzenarten ist insgesamt eine andere Tendenz festzustellen. Im Vergleich zur Wurzel ist der Anteil der wasserlöslichen Zinkverbindungen mit 40.8 - 53.8% wesentlich größer und nimmt bei Festuca ovina mit steigenden Zinkgaben zu, wenn die Werte der Minimalzinkreihe außer Betracht bleiben. Die Fraktion mit der zweithöchsten Zinkmenge ist das mit 0.1 n HCl austauschbare Zink (Tab. 16). Im Gegensatz zu den Wurzeln nimmt in den Blättern von Festuca ovina der unlösliche Zinkanteil bei steigendem Zinkgehalt relativ gesehen ab. Auch für die Blätter ist wieder eine volle Übereinstimmung mit den Versuchsergebnissen des Freilandmaterials festzustellen.

Tab. 15: Löslichkeit des Zinks in den Wurzeln von Festuca ovina bei steigenden Zinkgaben des Nährmediums im Vergleich zu Wurzeln von Silene cucubalus sowie einer Festuca ovina Population vom zinkreichen Boden in Blankenrode.

Art	Zinkgehalt des Nährmediums (μmol)	Gesamtgehalt (μg/g-Tr.-Subst.)	Zink extrahiert durch Butanol	Wasser	0.1n HCl	1n HCl	Rückstand
Festuca ovina	0.01	125	2.4%	44.6%	46.1%	6.8%	0.1%
	30.0	629	1.3	19.3	69.7	6.5	3.2
	75.0	2950	1.0	21.8	69.0	4.7	3.5
	150.0	8000	0.6	12.0	74.6	8.2	4.6
	Blankenrode (1250)	9150	1.8	2.0	77.3	14.2	4.7
Silene cucubalus	150.0	11030	0.4	24.8	69.2	5.0	0.6

Tab. 16: Löslichkeit des Zinks in den Blättern von Festuca ovina bei steigenden Zinkgaben des Nährmediums im Vergleich zu Blättern einer Festuca ovina Population vom zinkreichen Boden in Blankenrode und zu Blättern von Silene cucubalus.

Art	Zinkgehalt des Nährmediums (μmol)	Gesamtgehalt (μg/g-Tr.-Subst.)	Zink extrahiert durch Butanol	Wasser	0.1n HCl	1n HCl	Rückstand
Festuca ovina	0.01	12	20.8%	52.0%	14.2%	5.2%	7.8%
	30.0	83	7.7	40.8	36.4	7.6	7.5
	75.0	129	7.1	45.2	38.1	4.8	4.8
	150.0	226	5.7	48.6	36.5	4.6	4.6
	Blankenrode (1250)	215	5.1	48.3	37.0	5.0	4.6
Silene cucubalus	150.0	314	4.7	53.8	33.1	3.0	5.4

Ebenso wie für das Zink konnten auch für die anderen Kationen keine nennenswerten Verschiebungen der löslichen Komponenten durch Erhöhung der Zinkkonzentration des Nährmediums festgestellt werden. Lediglich zwischen dem Freilandmaterial und den Pflanzen aus der Wasserkultur ergaben sich einige Unterschiede derart, daß in den Wurzeln vom natürlichen schwermetallreichen Boden ein höherer Anteil organisch extrahierbarer Kationen gefunden wurde (Tab. 17). Aus diesem Grunde sind hier die Verhältnisse der Wurzeln aus der 75.0 μmol Zinkreihe mit denen des Freilandes verglichen.

Neben dem Zink liegen Eisen, Mangan und Calcium in den Wurzeln von Festuca ovina hauptsächlich in säurelöslicher, d. h. in austauschbarer Form vor. Beim Freilandmaterial ist auch das Magnesium zum überwiegenden Teil in der austauschbaren Form vorhanden, während in den Wurzeln der Pflanzen aus der Wasserkultur stets die wasserlösliche Form überwiegt. Kalium und Natrium sind mit mehr als 70% wasserlöslich und fehlen entsprechend ihrem physiologischen Verhalten im unlöslichen Rückstand.

Tab. 17: Löslichkeit von Eisen, Mangan, Calcium, Magnesium, Kalium und Natrium in den Wurzeln von _Festuca ovina_. W = Pflanzen aus der Wasserkultur mit 75 μmol Zink, F = Pflanzen vom zinkreichen Boden in Blankenrode.

Element		Gesamtgehalt (μg/g)	Butanol %	Wasser %	n/10 HCl %	n/1 HCl %	Rückstand %
Eisen	W	2450	4.4	5.2	70.3	18.8	1.3
	F	780	17.5	10.8	30.5	37.7	3.5
Mangan	W	412	0.3	21.4	60.9	16.4	1.0
	F	45	9.5	16.3	55.2	18.0	1.0
Calcium	W	17600	1.2	19.5	67.5	10.1	1.7
	F	10100	2.2	9.1	78.4	8.5	1.8
Magnesium	W	1290	1.5	55.1	34.9	7.1	1.4
	F	503	9.1	22.0	52.3	13.6	3.0
Kalium	W	13160	0.9	81.0	16.2	1.9	0.0
	F	1460	4.0	73.2	17.2	5.6	0.0
Natrium	W	852	4.9	77.5	17.6	0.0	0.0
	F	508	9.2	76.1	14.7	0.0	0.0

II. Vergleichende Untersuchungen von Monokotyledonen und Dikotyledonen schwermetallreicher Böden

Die Untersuchungen des Zinkhaushaltes von Festuca ovina haben keine generellen Unterschiede zu den früher an _Silene cucubalus_ und _Thlaspi alpestre_ durchgeführten Untersuchungen ergeben (Ernst 1968a). Trotzdem ist aber bei allen Analysen von Freilandmaterial eine beträchtliche Differenz im Schwermetallgehalt der beiden systematisch getrennten Gruppen derart festzustellen, daß sich die Gramineen gegenüber den zweikeimblättrigen Pflanzen durch die jeweils niedrigeren Konzentrationen derjenigen Schwermetalle in den Blättern abheben, die im Boden im Übermaß vorhanden sind (Tab. 18).

Tab. 18: Schwermetallgehalt (μg Atom/g Trockenmasse) in den Blättern von Pflanzen zinkreicher Böden bei Blankenrode (A) und Grizedale (B).

	A			B		
	Zn	Cu	Pb	Zn	Cu	Pb
Monokotyledonen:						
Festuca ovina L.	3.17	0.22	0.05	4.42	0.58	-[+)]
Agrostis tenuis SIBTH.	1.65	0.33	0.05	4.96	0.27	-[+)]
Dikotyledonen:						
Rumex acetosa L.	19.45	0.20	0.06	12.86	1.26	-[+)]
Silene cucubalus WIB.	20.84	0.31	0.07	.	.	.
Viola calaminaria LEJ.	32.17	0.39	0.06	.	.	.
Minuartia verna HIERN.	37.75	0.42	0.09	24.42	0.74	1.27
Thlaspi alpestre L.	235.00	0.31	0.25	128.00	0.60	3.09

+) nicht bestimmt

Um die Kenntnis über das Verhalten der Monokotyledonen auf schwermetallreichen Böden zu vertiefen, wurden weitere Untersuchungen vorgenommen. Hierzu boten sich besonders die Pflanzen afrikanischer Schwermetallböden an, die reich an diversen monokotylen Familien sind (Ernst 1972). Die Ergebnisse sind in Tab. 19 zusammengefaßt. Es ergibt sich auch für andere Monokotyledonen die bei den Gramineen festgestellte Tendenz zu niedrigen Schwermetallgehalten.

<u>Tab. 19:</u> Schwermetallgehalte (μg Atom/g Trockensubstanz) in den Blättern von Pflanzen eines zink-, kupfer- und bleireichen Bodens bei Copper King (C) und eines nickelreichen Bodens bei Tipperary Claims (D).

	C			D
	Zn	Cu	Pb	Ni
Monokotyledonen:				
Gramineen:				
Danthoniopsis viridis C.E.HUBB.	7.50	6.61	1.30	.
Brachiaria serrata STAPF	.	.	.	1.88
Loudetia simplex C.E.HUBB.	.	.	.	0.51
Cyperaceen:				
Fimbristylis exilis ROEM.SCHULT.	1.53	2.56	0.40	.
Liliaceen:				
Scilla benguellensis BAK.	.	.	.	1.16
Velloziaceen:				
Vellozia equisetoides BAK.	9.34	1.69	0.17	3.37
Dikotyledonen:				
Papilionaceen:				
Indigofera dyeri BRITTEN	16.38	14.00	1.96	.
Indigofera setiflora BAK.	.	.	.	4.42
Compositen:				
Dicoma niccolifera WILD	.	.	.	13.43

Daher liegt die Vermutung nahe, daß monokotyle Pflanzen schwermetallreicher Böden die Schwermetallaufnahme einschränken oder bzw. und die Weiterleitung der aufgenommenen Schwermetalle in die oberirdischen Organe beeinträchtigen können. Für die letztere Möglichkeit sprechen die Analysenergebnisse der wurzelparasitären Scrophulariacee <u>Euphrasia stricta</u> WOLFF und der Santalacee <u>Thesium</u> spec. Beide Arten sind als Hemiparasiten auf die Wasserversorgung und die Mineralstoffversorgung durch den Wirt angewiesen; <u>Euphrasia stricta</u> parasitiert auf der Graminee <u>Festuca ovina</u>, Thesium spec. auf der Labiate <u>Becium homblei</u> (De Wild) Duvign. & Plancke.

<u>Euphrasia stricta</u> hat auf dem zinkreichen Boden von Blankenrode einen sechs- bis siebenfach höheren Zinkgehalt als der Wirt (Tab. 20). Auch die Gehalte an Kupfer, Mangan, Blei und Eisen sind im Hemiparasiten höher. Hingegen weist <u>Thesium</u> auf dem

nickelreichen Boden von Tipperary Claims keine höheren Schwermetallgehalte als der dikotyle Wirt Becium homblei auf.

Tab. 20: Schwermetallkonzentration der Blätter von Hemiparasiten und ihren Wirten (µg Atom/g Trockensubstanz)

	Zn	Cu	Pb	Mn	Fe	Ni
Euphrasia stricta	22.95	0.09	0.19	2.16	12.44	0.0
Festuca ovina	3.29	0.03	0.05	1.49	2.69	0.0
Thesium spec.	0.34	0.75	0.0	-	2.26	4.34
Becium homblei	0.29	0.61	0.0	-	1.95	5.48

Als Ursache für die Unterschiede im Gehalt an divalenten Kationen wird seit Mattson (1948) die differierende Kationenumtauschkapazität (CEC) der Wurzeln monokotyler und dikotyler Pflanzen herangezogen. Bis auf wenige Ausnahmen besitzen die Dikotylen eine höhere CEC als die Monokotylen (vgl. Straub 1964). Wie die Untersuchungsergebnisse der CEC von am natürlichen Standort gewonnenen Wurzeln (Blankenrode) zeigen (Tab. 21), ist die CEC der Monokotyledonen im Vergleich zu derjenigen der zweikeimblättrigen Pflanzen niedrig. Offensichtlich scheint am zinkreichen Standort die bisher nur von anderen Autoren (Straub 1964 u. a.) für das Calcium gefundene Beziehung zur CEC auch in etwa auf das Zink übertragbar zu sein.

Tab. 21: Kationenumtauschkapazität von zinkresistenten Pflanzen der Provenienz Blankenrode, Probenentnahme: August 1970.

	Kationenumtauschkapazität (mval/100 g trockene Wurzeln)
Festuca ovina	17.3
Agrostis tenuis	12.8
Thlaspi alpestre	19.9
Minuartia verna	26.4
Silene cucubalus	32.0

Gleichzeitig weist aber die im Vergleich zu Silene cucubalus geringe CEC von Thlaspi alpestre darauf hin, daß der Zinkgehalt der Pflanzen nicht unbedingt mit der Kationenumtauschkapazität korreliert sein muß.

Da weder bei Silene cucubalus noch bei Festuca ovina eine von der Zinkkonzentration des Nährmediums abhängige Veränderung der CEC erfolgt, soll nun geklärt werden, ob die Unterschiede in der Kationenumtauschkapazität auch tatsächlich zu einer differierenden Zinkaufnahme von Monokotyledonen und Dikotyledonen führt. Die Ergebnisse von Wasserkulturversuchen sind in Tab. 22 zusammengefaßt.

Ansteigende Zinkkonzentrationen in der Nährlösung lassen bei beiden Arten die Rate der Zinkabsorption ansteigen. Dabei absorbiert Silene cucubalus je Einheit Wurzelmasse wesentlich mehr Zink als Festuca ovina, und zwar in allen Konzentrationsstufen. Beide Arten unterscheiden sich also nur in der Höhe der Zinkaufnahme.

Tab. 22: Einfluß der Zinkkonzentration der Nährlösung auf die Rate der Zinkabsorption von Festuca ovina und Silene cucubalus nach 90-tägiger Kulturdauer.

Zinkgehalt der Nährlösung (μmol)	Zinkabsorptionsrate (ng Atome/g Wurzel-Trockensubstanz/Tag)	
	Festuca ovina	Silene cucubalus
0.01	38.5	49.0
30.0	259.5	535.0
75.0	815.0	1375.0
150.0	1901.0	2710.0

III. Schwermetallresistenz und Ionenhaushalt verschieden resistenter Populationen von Silene cucubalus

1. Spezifität der Schwermetallresistenz

a) Protoplasmatische Schwermetallresistenz

Um die von Repp (1963) postulierte allgemeine Schwermetallresistenz von Pflanzen kupferreicher Böden zu testen, wurden Populationen von Silene cucubalus verschiedener Provenienz untersucht, und zwar kupferreicher Böden (Hochkönig, Marsberg, Imsbach), zinkreicher Böden (Blankenrode, Silberberg), kupfer- und zinkreicher Böden (Langelsheim) und mit Schwermetallen normal versorgter Böden (Solnhofen, Brochterbeck). Die Ergebnisse, die mit der Methode der vergleichenden Protoplasmatik gewonnen wurden, sind in Tab. 23 zusammengestellt.

Tab. 23: Vitalitätsgrenze (80% lebende Zellen) nach 48-stündigem Aufenthalt von Sproßepidermen einiger Silene cucubalus-Ökotypen in abgestuft konzentrierten Zink- bzw. Kupfersulfatlösungen von 0.0004 mmol bis 200 mmol. Zum Vergleich ist der totale (t) und austauschbare (a) Schwermetallgehalt des Bodens angegeben.

Ökotyp und Fundort	Resistenzgrenze (mmol)		Bodenschwermetallgehalt (μg/g)			
	Kupfer	Zink	Kupfer t	a	Zink t	a
Normalform:						
Brochterbeck	0.004	0.4	20	1	40	5
Solnhofen	0.004	0.4	28	2	35	2
Cu-Ökotyp:						
Hochkönig	0.08	0.4	16700	1420	20	1
Marsberg	0.08	0.4	1600	250	75	5
Imsbach	0.06	0.4				
Zn-Ökotyp:						
Blankenrode	0.004	200.0	60	4	74500	1340
Silberberg	0.004	40.0	75	7	12500	650
Cu-Zn-Ökotyp:						
Langelsheim	0.04	40.0	2400	185	21400	1150

Die Pflanzen kupferreicher Böden sind gegen Kupfer zehn- bis zwanzigmal resistenter als die Pflanzen von mit Kupfer normal versorgten Böden. Hingegen ist eine mit Pflanzen zinkreicher Böden vergleichbare Zinkresistenz nicht vorhanden. Die Pflanzen zinkreicher Standorte weisen eine plasmatische Resistenz gegen Zink, nicht aber gegen Kupfer auf. Lediglich Pflanzen kupfer- und zinkreicher Böden (Langelsheim) sind gegen beide Schwermetalle resistent. Es liegt also eine <u>spezifische</u> protoplasmatische Resistenz des Sprosses von <u>Silene cucubalus</u> gegen Schwermetalle vor.

b) Schwermetallresistenz und Stoffproduktion
Um die mit der Methode der vergleichenden Protoplasmatik gewonnenen Befunde zu überprüfen, wurden Pflanzen von <u>Silene cucubalus</u> in Wasserkulturen mit gestaffelten Zink- und Kupfergaben herangezogen. Bevor jedoch diese Versuche beschrieben werden, muß zunächst eine Eigentümlichkeit der <u>Silene cucubalus</u>-Ökotypen hinsichtlich der Stoffproduktion herausgestellt werden.

Schon in der Kultur mit Gartenerde sind große Differenzen in der Stoffproduktion ein auffälliges Merkmal der untersuchten Populationen von <u>Silene cucubalus</u> (Tab. 24). Populationen schwermetallreicher Böden produzieren stets eine wesentlich geringere Biomasse als die Populationen normaler Böden. Diese hier ermittelten Unterschiede in der Biomasse sind auch bei anderen Schwermetallökotypen und Normalformen von Silene cucubalus festgestellt worden (Baumeister und Burghardt 1956, Wachsmann 1959, Bröker 1963).

<u>Tab. 24:</u> Stoffproduktion von <u>Silene cucubalus</u>-Ökotypen nach dreimonatiger Kultur in Gartenerde.

Population	Resistenz	g Trockengewicht/Pflanze
Solnhofen	-	6.905 $\pm$ 0.389
Blankenrode	Zn	5.958 $\pm$ 0.462
Marsberg	Cu	4.413 $\pm$ 0.120
Imsbach	Cu	1.709 $\pm$ 0.172

Das Ergebnis der Erdkulturversuche läßt die Vermutung zu, daß die geringe Produktivität der Schwermetallökotypen bei einer Kultur in relativ schwermetallarmer Gartenerde auf einem Schwermetallmangel beruhen kann. Werden die Schwermetallökotypen von Silene cucubalus unter Zusatz von Schwermetallsalzen kultiviert, so ist das Optimum der Stoffproduktion stets zu höheren, populationsspezifischen Schwermetallkonzentrationen hin verschoben (Tab. 25). Doch bleibt der fördernde Einfluß der Schwermetalle nur auf kleine Konzentrationsspannen beschränkt. Alle über diese Optima hinausgehenden Schwermetallkonzentrationen wirken auf die Stoffproduktion hemmend. Dabei wirkt das Kupfer auf die Produktivität der Cu-intoleranten Ökotypen stärker hemmend als vergleichbare Zinkkonzentrationen auf die Zn-intoleranten Populationen.

Auch diese Versuche zeigen, daß die Kupferökotypen bei einer höheren Zinkgabe (50 mg Zn/l) eine im Vergleich zum Zinkökotyp deutliche Beeinträchtigung der Stoffproduktion aufweisen, d.h. daß die Resistenz gegen Zinksalze nicht ausgebildet ist. Somit kann auch die Stoffproduktion als ein Maß für eine spezifische Schwermetallresistenz gelten. Das zeigen die Versuche mit kombi-

Tab. 25: Stoffproduktion (g Trockengewicht/Pflanze) von <u>Silene cucubalus</u> Populationen in Abhängigkeit von der Schwermetallkonzentration des Mediums nach vierwöchiger Wasserkultur. + bedeutet: bei Versuchsende bereits abgestorben. Zn = Zinksulfatdüngung, Cu = Kupfersulfatdüngung.

Konzentration im Nährmedium mg/l	Solnhofen		Blankenrode		Marsberg		Imsbach	
Cu bzw. Zn	Zn	Cu	Zn	Cu	Zn	Cu	Zn	Cu
0	1.40	<u>1.40</u>	1.05	<u>1.05</u>	0.84	0.84	0.30	0.30
5	.	.	.	.	1.00	0.90	0.35	0.38
10	<u>2.86</u>	0.87	1.83	0.90	<u>1.29</u>	0.96	0.36	<u>0.47</u>
50	<u>0.55</u>	+	<u>2.70</u>	0.18	<u>0.41</u>	<u>0.23</u>	<u>0.15</u>	<u>0.18</u>
75	+	+	<u>0.35</u>	+	+	+	+	+
100	+	+	+	+	+	+	+	+

nierter Schwermetalldüngung besonders deutlich: Wie aus Tab. 26 zu entnehmen ist, reagieren die diversen Ökotypen auf reine Kupfer- bzw. Zinkgaben in der gleichen Weise wie bei den vorhergehenden Steigerungsversuchen. Bei kombinierten Kupfer- und Zinkgaben treten jedoch einige bemerkenswerten Verschiebungen in der Stoffproduktion auf: Durch eine kombinierte Kupfer-Zinkdüngung wird die Stoffproduktion der Normalform Solnhofen vermindert und erreicht das Minimum der Biomasse in der reinen Kupferreihe. Genau umgekehrt verhält sich der Kupferökotyp Imsbach, der durch Zink in der Stoffproduktion beeinträchtigt wird. Beim Zinkökotyp Blankenrode wirkt eine Kupfer- und Zinkdüngung ebenso produktionshemmend wie eine reine Kupferdüngung. Gerade bei diesem Ökotyp zeigt sich die hohe physiologische Toxizität schon geringer Kupfermengen. Der Kupferökotyp Marsberg wird in Gegenwart einer geringen Menge von Zink- und Kupfersalzen (jeweils 0.05 mmol) im Wachstum gefördert, bei einer höheren Konzentration hingegen stärker gehemmt als durch eine reine Zinkdüngung. Zwar erfährt auch der Kupferökotyp Marsberg in der Kupferreihe eine Beeinträchtigung der Stoffproduktion, doch die Reduktion ist mit 25.5% wesentlich geringer als bei den nicht-kupferresistenten Ökotypen Solnhofen (58.4%) und Blankenrode (56.7%).

Tab. 26: Stoffproduktion (mg Trockensubstanz/Pflanze) von <u>Silene cucubalus</u> Populationen in Abhängigkeit von der Schwermetallzusammensetzung des Nährmediums nach 21-tägiger Wasserkultur.

Schwermetallkonzentration der Nährlösung (mmol)	Solnhofen	Blankenrode	Marsberg	Imsbach
0.10 Zn	<u>687.1</u>	<u>653.6</u>	405.9	119.2
0.05 Zn + 0.05 Cu	<u>546.3</u>	<u>284.1</u>	<u>446.2</u>	137.6
0.10 Zn + 0.10 Cu	453.5	264.7	<u>370.0</u>	156.7
0.10 Cu	286.1	283.0	302.4	<u>165.5</u>

Besonders stark beeinflussen die Schwermetalle das Wurzelwachstum, wobei die stärkste Hemmung durch eine kombinierte Kupfer- und Zinkdüngung hervorgerufen wird (Tab. 27). Hierbei wirken sich die unterschiedlichen Resistenzeigenschaften der Populationen besonders deutlich aus. Nur die zinkresistente Population Blankenrode erfährt die größte Beeinträchtigung durch das Kupfer, während der Kupfer-resistente Ökotyp Imsbach durch eine Kupferdüngung im Wurzelwachstum gefördert wird.

Tab. 27: Einfluß der Schwermetallkonzentration des Nährmediums auf das Wurzel/Sproß-Verhältnis und das Wurzelwachstum (Werte in Klammern, mg Trockensubstanz/Pflanze) bei Silene cucubalus-Ökotypen.

Schwermetallgehalt der Nährlösung (mmol)	Solnhofen	Blankenrode	Marsberg	Imsbach
0.1 Zn	0.240 (133.3)	0.286 (145.3)	0.175 (60.4)	0.268 (25.2)
0.1 Cu	0.059 (16.5)	0.089 (23.2)	0.059 (29.0)	0.225 (30.4)
0.1 Zn + 0.1 Cu	0.038 (16.0)	0.127 (29.9)	0.040 (16.7)	0.122 (17.1)

2. Einfluß der Schwermetalldüngung auf die Ionenaufnahme

Die spezifische Schwermetallresistenz und die Konkurrenz von Zink und Kupfer um denselben Carrier bei der aktiven Ionenaufnahme (Bowen 1969) eröffnen die Möglichkeit, daß die physiologischen Grundlagen der Schwermetallresistenz im Mineralstoffwechsel zu finden sind. Auf Grund der Vorversuche ist für vergleichende Untersuchungen des Ionenhaushaltes der Schwermetallökotypen und Normalformen infolge der unterschiedlichen Optima ein Kompromiß hinsichtlich der Schwermetallkonzentration des Nährmediums notwendig. Darum wurden für die folgenden Versuche Schwermetallkonzentrationen von 0.05 mmol bzw. 0.1 mmol gewählt.

Bei äquimolaren Zink- und Kupfergaben ist die Zinkaufnahme durch die vier Silene cucubalus Populationen stets größer als die Kupferaufnahme (Tab. 28). Dabei werden große populationsspezifische Unterschiede deutlich, die auf eine hohe Zinkaufnahme des Zinkökotyps Blankenrode und eine geringe Zinkaufnahme des Kupferökotyps Imsbach hindeuten. Für das Kupfer hingegen scheint eine Bevorzugung der Aufnahme durch den Kupferökotyp Marsberg vorzuliegen, jedoch nicht für den Kupferökotyp Imsbach.

Tab. 28: Zink- und Kupferaufnahme (μg Atom/Pflanze) durch diverse Silene cucubalus-Ökotypen.

Schwermetallgehalt der Nährlösung	Solnhofen		Blankenrode		Marsberg		Imsbach	
	Zn	Cu	Zn	Cu	Zn	Cu	Zn	Cu
0.1 mmol Zn	14.89	.	20.00	.	7.90	.	1.38	.
0.1 mmol Cu	.	1.16	.	1.35	.	2.18	.	1.21
Relation Zn/Cu	14.1		14.8		3.6		1.1	

Für die aktive Ionenaufnahme ist u. a. auch die Größe des Wurzelsystems entscheidend. Wegen der beträchtlichen Differenzen in der produzierten Wurzelmasse der untersuchten Ökotypen ist wieder eine Betrachtung der Relation von Schwermetallaufnahme und Wurzelmasse angebracht. Bei Bezug der aufgenommenen Schwermetalle auf die Wurzeltrockenmasse tritt zwar eine beträchtliche Verminderung der zahlenmäßigen Differenz zwischen Zink- und Kupferaufnahme ein, doch bleibt die in der Gesamtaufnahme gefundene

Tendenz der einzelnen Ökotypen erhalten (Tab. 29). Hier sei besonders auf die fast gleichmäßige Kupfer- und Zinkaufnahme durch den Kupferökotyp Marsberg und die mehr als doppelt so große Zinkaufnahme durch den Zinkökotyp Blankenrode verwiesen. Insgesamt fällt auch im Vergleich zu den anderen Ökotypen die starke Einschränkung der Kupfer- und Zinkaufnahme durch den Kupferökotyp Imsbach auf.

Tab. 29: Zink- und Kupferaufnahme (μg Atom Schwermetall/g Wurzeltrockenmasse) durch diverse <u>Silene cucubalus</u>-Ökotypen während 21-tägiger Wasserkultur.

Schwermetallgehalt der Nährlösung	Solnhofen		Blankenrode		Marsberg		Imsbach	
	Zn	Cu	Zn	Cu	Zn	Cu	Zn	Cu
0.1 mmol Zn	112	.	138	.	131	.	55	.
0.1 mmol Cu	.	72.5	.	58	.	130	.	44
Relation Zn/Cu	1.55		2.38		1.01		1.25	

Um die spezifische Schwermetallresistenz besser verstehen zu können, sollte in weiteren Versuchen festgestellt werden, ob die zinkresistenten Pflanzen eine Präferenz der Zinkaufnahme, die kupferresistenten Pflanzen eine Bevorzugung der Kupferabsorption zeigen, oder ob die von Bowen (1969) u. a. beobachtete Antagonismen von Kupfer und Zink allein zum Tragen kommen. Dazu wurden die Populationen in äquimolaren kupfer- und zinksulfathaltigen Nährlösungen herangezogen, wobei jedes Schwermetall in zwei Konzentrationsstufen geboten wurde. Auf Grund der wiederum sehr unterschiedlichen Wurzelmasse der vier Ökotypen wurde die Schwermetallaufnahme auf die Wurzelmasse bezogen. Wie die Ergebnisse der Tab. 30 ausweisen, ist bei gleichzeitiger Anwesenheit von Kupfer und Zink im Nährmedium bei einer Konzentration von 0.05 mmol stets, bei 0.1 mmol mit Ausnahme des Ökotyps Marsberg eine Bevorzugung der Zinkaufnahme festzustellen. Offenbar besitzt aber der Kupferökotyp Imsbach die Fähigkeit, die Schwermetallaufnahme stärker einzuschränken als andere Ökotypen. Insgesamt wird aber mit steigendem Schwermetallgehalt des Nährmediums die Relation von Zn/Cu enger, d. h. nähert sich 1.00.

Tab. 30: Zink- und Kupferaufnahme (μg Atome Schwermetall/g Wurzeltrockenmasse) aus äquimolaren zink- und kupferhaltigen Nährmedien durch diverse Ökotypen von <u>Silene cucubalus</u>.

Schwermetallgehalt der Nährlösung (mmol)	Solnhofen		Blankenrode		Marsberg		Imsbach	
	Zn	Cu	Zn	Cu	Zn	Cu	Zn	Cu
0.05 Zn + 0.05 Cu	101	47.6	107	78.5	93.1	75.5	50.0	31.6
Zn/Cu	2.13		1.37		1.23		1.59	
0.10 Zn + 0.10 Cu	211	170	110	88.9	96.5	96.1	68.5	50.2
Zn/Cu	1.25		1.24		1.00		1.36	

Betrachtet man den Mineralstoffwechsel jeder Population unter dem Aspekt der in der Nährlösung vorhandenen Schwermetalle (Tab. 31), so wird deutlich, daß Kupfer und Zink zu einer erheblichen Beeinflussung der Ionenaufnahme führen. Generell ist die Ionenabsorption in einer 0.1 mmol zinkhaltigen Nährlösung bei allen Populationen am niedrigsten. Dagegen hat eine kombinierte Zink-Kupfer-Düngung bei den Populationen Solnhofen, Blankenrode und Imsbach die höchste Absorptionsrate zur Folge. Nur die kupfer-

Tab. 31: Einfluß der Schwermetalldüngung auf die Rate der Kationen- und Phosphatabsorption durch schwermetallresistente und nicht-schwermetallresistente Populationen von Silene cucubalus.

Schwermetallgehalt der Nährlösung (mmol)		Absorptionsrate (μg Atom/g Wurzeltrockenmasse)						Kationen-summe	P	Absorptionsrelation		
		Fe	Mn	K	Na	Ca	Mg			K/Na	Ca/Mg	K+Na / Ca+Mg
0.1 Zn	Solnhofen	48	32	4060	1800	2855	1106	9901	654	2.26	2.58	1.48
	Blankenrode	78	34	4460	644	1590	927	7733	570	6.93	1.72	2.03
	Marsberg	44	34	3925	2665	3100	1515	11283	633	1.47	2.05	1.45
	Imsbach	99	20	3722	491	1060	448	5840	345	7.58	2.37	2.79
0.1 Cu	Solnhofen	121	44	8100	6445	6000	2995	23705	1356	1.26	2.00	1.62
	Blankenrode	103	42	4320	5130	3475	1850	14920	742	0.84	1.88	1.71
	Marsberg	95	73	7800	8980	8900	4520	30368	1397	0.87	1.97	1.25
	Imsbach	67	18	4350	866	1170	967	7438	559	5.02	1.21	2.44
0.05 Zn + 0.05 Cu	Solnhofen	77	61	7700	6890	7080	3010	24818	1320	1.12	2.35	1.45
	Blankenrode	74	56	6795	5490	5100	2480	19995	1085	1.24	2.06	1.62
	Marsberg	49	49	6900	5740	5990	3360	22088	1060	1.20	1.78	1.35
	Imsbach	71	27	7870	1309	2935	1613	13825	1065	6.01	1.82	2.02
0.1 Zn + 0.1 Cu	Solnhofen	102	77	17300	8570	10020	3920	39989	3100	2.02	2.56	1.86
	Blankenrode	134	40	4565	3295	3582	1630	13246	1010	1.39	2.20	1.51
	Marsberg	108	40	5300	3700	5040	2380	16568	1149	1.43	2.12	1.21
	Imsbach	106	38	5495	1435	2085	1334	10493	562	3.83	1.56	1.57

resistente Population Marsberg macht eine Ausnahme, indem die
Wurzeln der 0.1 mmol Cu-Reihe die höchste Ionenabsorption aufweisen.

Stellen wir die Ionenabsorption in Beziehung zur Resistenzeigenschaft der Population, so sind Unterschiede zwischen kupfer-
und zinktoleranten sowie intoleranten Populationen kaum vorhanden. Dagegen dominieren populationsspezifische Charakteristika,
wie die stets geringe Ionenaufnahme durch die Population Imsbach.

Seit den Untersuchungen von Crooke et al. (1962), Crooke (1964)
sowie Chiranjeevi Rao et al. (1967) ist bekannt, daß es auch
populationsspezifische Unterschiede in der Kationenumtauschkapazität der Wurzeln gibt, die den gesamten Kationengehalt der
Pflanzen beeinflussen können. Wie die Werte der Tab. 32 ausweisen, liegt die Kationenumtauschkapazität der Wurzeln von
Silene cucubalus zwischen 28.7 und 32.0 mval/100 g Wurzeltrokkengewicht. Lediglich der CEC-Wert der Population Imsbach ist
mit 20.3 mval eindeutig niedriger. Die Ionenabsorption dieser
Population bestätigt die von den oben genannten Autoren gemachten Erfahrungen, daß eine geringe Kationenumtauschkapazität
stets mit einer Verminderung der Aufnahme zweiwertiger Ionen
gekoppelt ist.

Tab. 32: Kationenumtauschkapazität der Wurzeln von Silene
cucubalus Populationen aus einer Wasserkultur. Durchschnittswerte aus drei Parallelen mit einer Doppelbestimmung.

Population	mval/100 g trockener Wurzeln
Solnhofen	31.7
Marsberg	29.1
Blankenrode	28.5
Imsbach	20.3
Solnhofen x Imsbach	31.2

3. Der Einfluß der Zink- und Kupferdüngung auf die Verteilung
   der aufgenommenen Ionen innerhalb der Pflanze

Neben den Unterschieden in der Ionenabsorptionsrate der untersuchten Silene cucubalus Populationen einerseits und den Differenzen in der Löslichkeit der Schwermetalle in Wurzeln und
Blättern (für Festuca ovina s. S. 20, für weitere Schwermetallpflanzen s. Ernst 1972) ist für eine Klärung des Resistenzmechanismus noch von Interesse, wie sich die aufgenommenen Schwermetalle in der Pflanze verteilen und wie diese Verteilung sich
auf den übrigen Ionenhaushalt auswirkt.

Die prozentuale Verteilung des aufgenommenen Zinks sowie die
Zinkkonzentrationen der Organe sind in Tab. 33 zusammengestellt.
In der reinen Zinkreihe weisen die Wurzeln in allen Populationen stets die höchsten Zinkkonzentrationen auf. Gleichzeitig
halten die Populationen Blankenrode und Imsbach auch das meiste
Zink in den Wurzeln zurück, während bei den Populationen Solnhofen und Marsberg die größte Menge des aufgenommenen Zinks zu
den Blättern transportiert worden ist.

Tab. 33: Einfluß der Zink- und Kupfergaben auf die prozentuale Verteilung des aufgenommenen Zinks innerhalb der untersuchten Silene cucubalus Populationen sowie auf die Zinkkonzentration der Organe. 0.1 mmol Zn bzw. 0.1 mmol Zn + 0.1 mmol Cu.

mmol	Solnhofen		Blankenrode		Marsberg		Imsbach	
	0.1 Zn	Zn+Cu	0.1 Zn	Zn+Cu	Zn	Zn+Cu	Zn	Zn+Cu
Prozentuale Verteilung (Gesamtaufnahme = 100%)								
Blatt	44.7	37.0	22.6	39.2	58.8	20.8	25.6	27.8
Sproß	13.9	55.2	8.4	38.8	15.0	56.3	17.7	20.2
Wurzel	41.4	7.8	69.0	22.0	26.2	22.9	56.7	52.0
Konzentration (µg Atom Zn/g Trockenmasse)								
Blatt	15.90	3.72	11.37	6.31	16.51	8.08	4.77	2.96
Sproß	14.60	22.01	15.30	34.30	18.36	43.70	12.10	9.34
Wurzel	46.50	16.68	94.75	23.35	34.40	25.12	31.00	34.90

Dieses Verteilungsmuster ändert sich durch den Zusatz einer äquimolaren Kupfermenge erheblich. Bei den nicht-kupferresistenten Populationen Solnhofen und Blankenrode erfolgt nunmehr eine Zinkanreicherung im Sproß, während die Zinkmengen als auch die Zinkkonzentration in den Wurzeln beträchtlich zurückgehen. Hingegen zeigen die gegen Kupfer resistenten Populationen Imsbach und Marsberg nur einen leichten (12.6 bzw. 10.0%igen) Rückgang im Zinkanteil der Wurzeln zugunsten der oberirdischen Organe. Allerdings findet in den Pflanzen der Population Marsberg eine Verlagerung des Zinks von den Blättern zum Sproß statt.

Wie sieht nun das Verteilungsmuster des Kupfers innerhalb der vier Populationen aus? Auch hier sind populationsspezifische Eigenarten festzustellen (Tab. 34). Der höchste Anteil des Kupfers ist in der Kupferreihe bei der Population Solnhofen im Sproß, bei allen anderen Populationen in der Wurzel festzustellen. Durch den Zusatz einer äquimolaren Zinklösung sind sowohl Veränderungen in der prozentualen Verteilung als auch in der Konzentration des Kupfers in den einzelnen Organen festzustellen. Der Unterschied zwischen kupferresistenten und nicht-kupferresistenten Populationen wird in der Kupferkonzentration der Blätter besonders deutlich, indem die Werte der kupferresistenten Populationen diejenigen der nicht-kupferresistenten Ökotypen klar übertreffen (348 bzw. 220 µg/g gegenüber 92 bzw. 42 µg/g).

Tab. 34: Einfluß der Zink- und Kupferdüngung auf die prozentuale Verteilung des aufgenommenen Kupfers innerhalb der untersuchten Populationen von Silene cucubalus sowie auf die Kupferkonzentration der Organe. Cu = 0.1 mmol Cu, Zn + Cu = 0.1 mmol Zn + 0.1 mmol Cu.

	Solnhofen		Blankenrode		Marsberg		Imsbach	
	Cu	Zn+Cu	Cu	Zn+Cu	Cu	Zn+Cu	Cu	Zn+Cu
Prozentuale Verteilung (Gesamtaufnahme = 100%)								
Blatt	24.3	11.0	10.0	13.5	27.3	27.2	19.9	24.8
Sproß	54.3	63.6	39.3	27.2	36.1	32.0	21.6	20.2
Wurzel	21.4	25.4	50.7	59.3	36.6	40.8	58.5	55.0
Konzentration (µg Atom Cu/g Trockenmasse)								
Blatt	1.45	0.88	0.66	0.90	5.47	4.32	3.46	1.86
Sproß	16.35	20.30	9.21	10.00	26.90	30.50	4.65	6.81
Wurzel	22.65	42.00	29.45	26.40	47.35	59.50	23.28	27.60

Tab. 35: Einfluß der Schwermetalldüngung auf die Kationenkonzentration in Wurzel, Sproß und Blättern diverser Ökotypen von Silene cucubalus. Alle Angaben in μg Atom/g Trockenmasse.

Schwermetallgehalt des Nährmediums (mmol)	Population	Mangan			Eisen			Kalium			Natrium			Calcium			Magnesium		
		Wurzel	Sproß	Blätter	Wurzel	Sproß	Blätter	Wurzel	Sproß	Blätter	Wurzel	Sproß	Blätter	Wurzel	Sproß	Blätter	Wurzel	Sproß	Blätter
0.1 Zn	Solnhofen	4.9	3.0	7.6	35.1	2.1	4.1	1038	432	827	265	447	344	332	731	506	82	123	284
	Blankenrode	11.2	4.2	7.5	69.0	2.5	3.9	674	548	1232	230	274	78	250	292	439	74	243	242
	Marsberg	5.5	2.7	5.5	28.8	3.0	3.0	1080	374	527	265	648	265	254	772	434	86	120	280
	Imsbach	10.2	1.8	3.0	88.2	5.3	3.9	1356	584	653	126	143	83	247	242	212	74	115	99
0.1 Cu	Solnhofen	4.8	2.4	2.4	62.9	2.2	4.1	565	284	483	170	605	318	469	462	297	152	143	136
	Blankenrode	2.1	3.7	3.5	81.4	1.6	2.5	322	253	386	117	456	448	284	286	284	78	127	169
	Marsberg	2.3	2.1	4.7	32.3	4.1	3.9	368	304	470	217	606	486	507	559	470	111	160	284
	Imsbach	5.9	1.7	3.0	46.0	11.8	3.6	1475	480	695	143	239	139	191	254	212	115	148	206
0.05 Zn + 0.05 Cu	Solnhofen	2.8	2.3	3.3	15.6	1.5	4.0	614	343	394	278	474	408	417	383	344	148	111	152
	Blankenrode	3.2	4.7	3.5	47.0	2.2	2.1	330	719	392	165	617	317	340	582	276	132	165	165
	Marsberg	2.1	2.0	3.4	18.5	3.9	2.0	463	340	463	161	540	365	236	542	378	123	103	242
	Imsbach	5.9	1.3	2.4	36.2	4.7	3.7	1120	473	772	122	248	70	250	258	219	103	120	169
0.1 Zn + 0.1 Cu	Solnhofen	3.6	1.9	3.0	22.8	2.5	3.9	245	317	726	156	396	300	320	452	343	148	113	155
	Blankenrode	5.7	3.4	4.4	119.0	3.7	2.6	294	294	516	100	613	374	460	535	370	107	202	193
	Marsberg	2.4	2.3	3.8	35.3	2.8	2.2	350	427	522	98	382	348	328	560	360	110	160	248
	Imsbach	4.5	1.4	4.7	78.6	4.2	3.9	986	483	568	218	296	118	244	294	226	107	136	152

Die Konzentrationen der übrigen untersuchten Kationen in Wurzeln, Sprossen und Blättern sind in Tab. 35 zusammengestellt. Bei allen Populationen und in allen Schwermetallreihen ist ein hoher Eisengehalt der Wurzeln festzustellen, der sicherlich zum großen Teil auf einen starken Niederschlag bzw. eine Adsorption des Eisens in den äußersten exodermalen Schichten der Wurzelrinde zurückzuführen ist (vgl. Rediske und Biddulph 1953). Für die Elemente Kalium, Natrium, Calcium und Magnesium lassen sich populationsspezifische und von der Schwermetalldüngung abhängige Verteilungsmuster erkennen. So sind z. B. die höchsten Kaliumgehalte in den Wurzeln und Blättern der Populationen Solnhofen, Blankenrode und Marsberg in der Zinkreihe zu finden, während bei kombinierter Kupfer-Zink-Düngung (O.1 mmol) eine erhebliche Verminderung in den Wurzeln stattfindet. Auch die Magnesiumgehalte der Wurzeln werden durch die Art der Schwermetallgabe beeinflußt, indem in der Zinkreihe die niedrigsten Konzentrationen vorliegen. Als populationsspezifisch ist hingegen der niedrige Calciumgehalt aller Organe und der hohe Kaliumgehalt der Wurzeln der Population Imsbach zu werten. Darüber hinaus ist die Konzentration der Kationen in den Pflanzenorganen und die prozentuale Verteilung auf die Pflanze sowohl von der Schwermetalldüngung als auch vom populationsspezifischen Verhalten abhängig, ohne daß eine direkte Beziehung zur Schwermetallresistenz der Populationen zu erkennen ist.

4. Die Verteilung der Schwermetalle Zink und Kupfer innerhalb der Zellen

Da aus dem Mineralstoffhaushalt, insbesondere aus der Aufnahme und Verteilung der Schwermetalle Kupfer und Zink keine Entschlüsselung des Resistenzmechanismus abzulesen ist, soll nun der zelluläre Bereich in Betracht gezogen werden, um auf diese Weise einen Einblick in den Schwermetallresistenzmechanismus zu erhalten.

Durch differenzierte Ultrazentrifugation wurde festgestellt, daß in den Wurzeln der Bereich der Zellwände der bevorzugte Ort der subzellulären Speicherung für Zink und Kupfer ist. Auch mit dieser Methode konnten keine mit der Schwermetallresistenz der Populationen gekoppelten Besonderheiten hinsichtlich der Schwermetallverteilung festgestellt werden. Deshalb ist hier stellvertretend für alle untersuchten Populationen nur das Ergebnis mitgeteilt, das an der Population Imsbach gewonnen wurde (Tab. 36).

Bei der Fraktionierung der Wurzelzellen sind im Rückstand der 500 g x 5 min-Fraktion 60.2 - 71.1% des Zinks und 40.1 - 62.0% des Kupfers vorhanden. Diese Fraktion besteht ebenso wie der Rückstand der Musselinfiltration fast ausschließlich aus Zellwänden. Darüber hinaus befinden sich 12.9 - 20.7% des Zinks und 14.8 - 34.4% des Kupfers im Überstand der 15000 g-Fraktion, die der Vakuolenflüssigkeit hauptsächlich entspricht.

Tab. 36: Prozentuale Verteilung von Zink und Kupfer in den subzellulären Fraktionen der Wurzeln des kupferresistenten Ökotyps Imsbach von <u>Silene cucubalus</u> nach Ultrazentrifugation.

Fraktion	0.1mmol Zn	0.1mmol Cu	0.05mmol Zn + 0.05mmol Cu		0.1mmol Zn + 0.1mmol Cu	
	Zn	Cu	Zn	Cu	Zn	Cu
Überstand der 15000 g x 20 min Fraktion	17.7	21.8	12.9	14.8	20.7	34.4
Rückstand der 15000 g x 20 min Fraktion	9.8	10.0	8.7	14.5	11.4	12.3
Rückstand der 500 g x 5 min Fraktion	<u>60.5</u>	<u>59.1</u>	<u>71.1</u>	<u>62.0</u>	<u>60.2</u>	<u>40.1</u>
Rückstand der Musselinfiltration	12.0	9.1	7.3	8.7	7.7	13.2
Gesamtgehalt der Probe (µg)	576.0	109.9	234.7	220.4	350.7	256.3

Völlig andere Verhältnisse liegen in den Blättern vor. Hier befinden sich die größten Zink- und Kupfermengen im Überstand der 15000 g-Fraktion (Tab. 37) und damit in der Vakuolenflüssigkeit. Darüber hinaus sind 10.0 bis 18.0% der aufgenommenen Schwermetalle im Rückstand der 15000 g-Fraktion, die vor allem die Chloroplasten und Mitochondrien enthält. Der Rest verteilt sich auf die Rückstände der Musselinfiltration und der 500 g-Fraktion.

Tab. 37: Prozentuale Verteilung von Zink und Kupfer in den subzellulären Fraktionen der Blätter vom <u>Silene cucubalus</u>-Ökotyp Imsbach nach Ultrazentrifugation.

Fraktion	0.1mmol Zn	0.1mmol Cu	0.05mmol Zn + 0.05mmol Cu		0.1mmol Zn + 0.1mmol Cu	
	Zn	Cu	Zn	Cu	Zn	Cu
Überstand der 15000 g x 20 min Fraktion	<u>64.4</u>	<u>46.1</u>	<u>58.4</u>	<u>59.9</u>	<u>53.7</u>	<u>54.3</u>
Rückstand der 15000 g x 20 min Fraktion	10.0	16.3	14.8	14.7	18.0	17.7
Rückstand der 500 g x 5 min Fraktion	13.5	23.4	15.3	18.4	16.3	19.3
Rückstand der Musselinfiltration	12.1	14.2	11.5	7.0	12.0	8.7
Gesamtgehalt der Probe (µg)	129.8	47.7	45.4	14.4	80.0	46.2

Insgesamt liegt im subzellulären Bereich eine deutliche Differenzierung in der Speicherfähigkeit von Zink und Kupfer vor, indem in den Blättern der überwiegende Teil dieser Schwermetalle im Überstand, d. h. vor allem in der Vakuolenflüssigkeit, in der Wurzel hingegen in der Zellwandfraktion zu finden ist.

Diskussion

In Übereinstimmung mit der Schwermetallaufnahme von schwermetallresistenten Dikotyledonen (Ernst 1966, 1968a, Schiller 1971) konnte auch für die schwermetallresistente Population der monokotyledonen Festuca ovina gezeigt werden, daß die aufgenommenen Zinkmengen nicht nur in der Wurzel deponiert, sondern auch in die Blätter weitergeleitet werden, wo die Zinkgehalte in Abhängigkeit von der gebotenen Zinkkonzentration der Nährlösung ansteigen. Dieses Ergebnis steht im Widerspruch zu Befunden von Turner et al. (1967), die bei einwöchiger Kultur der Gramineae Agrostis tenuis in einer 460 μmol Zink enthaltenden Nährlösung keine Zunahme im Zinkgehalt der Blätter nachweisen konnten. Offensichtlich war die von Turner gewählte Versuchszeit zu kurz. Weiterhin sind die im Freiland gefundenen geringen Schwermetallkonzentrationen der Blätter von Gramineen im Vergleich zu Dikotyledonen (Ernst 1968b, Cole et al. 1968, Duvigneaud et al. 1963, Ernst 1972) wohl auf die geringere Kationenumtauschkapazität der Gräserwurzeln zurückzuführen, die nach Straub (1964), Drake (1964), Crooke (1964) u. a. allgemein die Ursache für den niedrigen Gehalt der Monokotyledonen an zweiwertigen Kationen sind. Wie auch die Versuche an Populationen der dikotyledonen Silene cucubalus gezeigt haben, ist nicht nur die aktive Ionenaufnahme, sondern auch die Größe der Kationenumtauschkapazität der Wurzeln für die Zinkaufnahme verantwortlich. Gleichzeitig gewinnt dieser Befund auch praktische Bedeutung, da auch für Silene cucubalus die Vererbung der Kationenumtauschkapazität (Mouat 1962, Chirajeevi Rao et al. 1967) bestätigt werden konnte.

Fernerhin ist die Schwermetallaufnahme in hohem Maße von der Art der gebotenen Schwermetallsalze abhängig. Bei Zusatz von Chelaten wird eine Schwermetallanreicherung in der Wurzel verhindert (vgl. Ernst 1968a, Schiller 1971). Vor allem wird aber durch eine Kupfer-EDTA- bzw. Zink-EDTA-Düngung der Eisengehalt in den Blättern wesentlich erhöht. Offensichtlich erfolgt in der Nährlösung eine Verdrängung des Kupfers und Zinks aus dem Komplex nach der Reaktion: FeX + Me-Chelat $\rightarrow$ Fe-Chelat + MeX (Stewart 1963). Doch ist diese Reaktion nicht vollständig abgelaufen, da sonst die Schwermetallaufnahme (Zink, Kupfer) aus der chelathaltigen Nährlösung hätte anders verlaufen müssen. Darüber hinaus deutet die Verminderung des Calcium-, Zink-, Mangan- und Kupfergehaltes der Wurzeln bei EDTA-Zusatz auf eine fehlende Festlegung dieser Kationen, etwa durch Phosphatverbindungen, hin.

Die günstige Wirkung der Schwermetallchelate auf die Stoffproduktion (Ernst 1968a, Schiller 1971), insbesondere auf das Wurzelwachstum, läßt sich bei hoher Schwermetallkonzentration nur erklären, wenn Kupfer und Zink als Gesamtchelatmolekül aufgenommen werden, wie es u. a. Dekock und Mitchell (1957) und Beringer (1963) annehmen. Außerdem müßte das Schwermetallchelat in der Pflanze eine günstigere Stabilitätskonstante besitzen als die Organo-Komplexe, die Scholz (1964), Tiffin (1967) und Höfner

(1968, 1969) im Exsudat dekapitierter Pflanzen nachgewiesen haben.

Bei Steigerung des Schwermetallgehaltes im Nährmedium konnte eine nicht unwesentliche Beeinflussung des gesamten Mineralstoffwechsels der Pflanzen festgestellt werden. Vor allem führt die Steigerung der Zinkgaben zu einer intensiveren Calcium-Aufnahme, wie sie auch bei nicht-zinkresistenten Pflanzen beobachtet wurde (Scharrer und Jung 1956, Rosell und Ulrich 1964, Drouineau und Mazoyer 1962). Ferner ist eine Wechselbeziehung zwischen Zink und Mangan derart vorhanden, daß bei sehr niedrigen Zinkgaben eine hohe Manganaufnahme erfolgt. Dieser auch bei Zuckerrüben (Rosell und Ulrich 1964) festgestellte Antagonismus steht allerdings nicht im Einklang mit der Forderung nach spezifischen Carriersystemen für Zink und Mangan (Bowen 1969), wenn auch in der Funktion das Mangan das Zink in einigen Enzymsystemen, z. B. in Enolasen und Oxalsäure-Decarboxylasen (Miller 1958, Nason 1958) ersetzen kann.

Wurden Zink und Kupfer zusammen in äquimolaren Mengen in einer Nährlösung angeboten, dann wurde die Kupfer- und Zinkaufnahme durch die Silene cucubalus-Ökotypen Marsberg und Blankenrode im Vergleich zu Nährmedien, die nur Zink oder nur Kupfer enthielten, merklich reduziert. Diese schon von Malavolta et al. (1956), Dunne (1956) sowie Hawf und Schmid (1967) beobachtete kompetitive Hemmung deutet Bowen (1969) als Wettbewerb um denselben Carrier. Dieser Antagonismus könnte auch den für Schwermetallstandorte geringen Kupfer- und Zinkgehalt der Pflanzen kupfer- und zinkreicher Böden der Mansfelder Mulde (Ernst 1966) erklären. Andererseits lassen aber die gegenteiligen Befunde an den Silene cucubalus Populationen von Imsbach und Solnhofen Zweifel an der Allgemeingültigkeit dieser Carrier-Hypothese aufkommen.

Wenn die Stoffproduktion als eine spezifische Reaktion der Pflanzen auf die gebotenen Schwermetalle zum Maßstab für die Resistenz der Pflanzen gegen Schwermetalle genommen wird, dann bestätigen die an verschiedenen Ökotypen von Silene cucubalus durchgeführten Versuche nicht nur die hohe Zinkverträglichkeit der Populationen zinkreicher Böden (Baumeister 1954, Baumeister und Burghardt 1956, Wachsmann 1959, Bröker 1963, Gries 1966, Ernst 1968a) sowie die hohe Kupferverträglichkeit der Pflanzen kupferreicher Böden (Wachsmann 1959, Schiller 1971), sondern sie lassen auch erkennen, daß Populationen kupferreicher Böden trotz der geringeren physiologischen Toxizität des Zinks keineswegs zinkresistent sind. D. h. es liegt eine spezifische Schwermetallresistenz vor, wie sie mit Hilfe der "rooting technique" - ein abgekürztes Wasserkulturverfahren - von Gregory et al. (1965) an Populationen von Agrostis tenuis für Kupfer, Zink und Blei, sowie von Howard-Williams (1969) an Populationen der afrikanischen Labiate Becium homblei für Kupfer, Kobalt und Nickel nachgewiesen wurde. Bei Silene cucubalus ist die spezifische Resistenz gegen Kupfer (Ernst 1969b) ebenso ein mendelndes Merkmal mit dominantem Erbgang wie die Resistenz gegen Zink (Bröker 1963).

Da die Wurzeln dasjenige Organ der Pflanze sind, das den Eintritt der Schwermetalle in den pflanzlichen Stoffwechsel vollzieht und das auf toxische Schwermetallmengen am schnellsten mit einer Wachstumshemmung reagiert, lag es nahe, die Resistenz-

unterschiede innerhalb von Populationen in Differenzen der
Schwermetallaufnahme und des Ionenhaushaltes zu suchen. Bei einem gleichzeitigen Angebot von Kupfer und Zink in äquimolaren
Konzentrationen ergab sich für Silene cucubalus Populationen
kein mit der spezifischen Schwermetallresistenz in Beziehung
stehender Zusammenhang. Vielmehr zeigten alle Ökotypen eine
Bevorzugung der Zinkaufnahme. Hingegen scheint in der Verteilung der Schwermetalle auf die Organe eine gewisse Beziehung
zur Schwermetallresistenz zu bestehen, indem die Kupferökotypen
eine höhere Kupferkonzentration in den Blättern aufweisen als
nicht-resistente Ökotypen. Auch Schiller (1971) findet bei der
Population Marsberg eine bevorzugte Anreicherung des Kupfers
in den Blättern im Vergleich zur nicht-kupferresistenten Population Blankenrode.

Eine weitere Möglichkeit zum Verständnis der Physiologie der
Schwermetallresistenz liegt in der subzellulären Verteilung der
Schwermetalle bzw. in der Bindungsform der Schwermetalle innerhalb der Zelle. Hinsichtlich der subzellulären Verteilung der
Schwermetalle konnten keine mit der spezifischen Schwermetallresistenz der Silene cucubalus Populationen gekoppelten Besonderheiten festgestellt werden. Dafür konnte aber der Nachweis
einer stark organ- bzw. organellspezifischen subzellulären Verteilung von Zink und Kupfer für alle untersuchten Populationen
erbracht werden. So ist in der Wurzel von Silene cucubalus
ebenso wie in den Wurzeln schwermetallresistenter Populationen
von Agrostis tenuis (Turner 1970, Turner und Marshall 1971) der
größte Teil des Zinks und Kupfers in den Zellwänden vorhanden.
Ähnliche Befunde erzielten auch Cartwright (1966) an Trifolium
subterraneum und Diez-Altares et al. (1967) an Getreide. Demgegenüber liegen die Schwermetalle in den Blättern vornehmlich
in wasserlöslicher Form, d. h. in der Vakuole vor, wie schon
früher Analysen der Zellsäfte von Schwermetallpflanzen gezeigt
haben (Ernst 1968c). Diese organspezifischen Unterschiede wurden durch fraktionierte Extraktionsverfahren insoweit bestätigt,
als Zink und Kupfer in vielen Pflanzen schwermetallreicher Böden
in den Wurzeln dominierend in schwerlöslicher, in den Blättern
in wasserlöslicher Form vorliegen (Ernst 1969, 1972, Reilly 1969,
Ernst und Weinert 1972).

Da der größte Teil der Schwermetalle innerhalb der Blätter in der
Vakuole vorliegt, müssen die Schwermetalle durch den Protoplasten
transportiert werden. Dazu ist eine protoplasmatische Resistenz
gegen Schwermetalle notwendig. Die protoplasmatischen Resistenzteste haben wiederum eine spezifische Schwermetallresistenz für
Zink und Kupfer der Silene cucubalus Populationen ergeben (vgl.
Gries 1966, Rüther 1967, Schiller 1971), die die von Repp (1963)
postulierte allgemeine Schwermetallresistenz der Pflanzen kupferreicher Böden eindeutig widerlegen. Auch für Nickel konnte eine
spezifische protoplasmatische Resistenz gefunden werden (Ernst
1972).

Insgesamt ist festzustellen, daß die Schwermetallresistenz der
Pflanzen zwar eine genetische Anpassung an die besonderen mineralischen Verhältnisse des Bodens ist, daß sie aber keineswegs
in der Schwermetallaufnahme und im Mineralstoffhaushalt dieser
Pflanzen begründet ist. Vielmehr dürfte sie, wie die protoplasmatischen Resistenzteste andeuten, in der Beeinflussung der
Enzymaktivitäten liegen. Die Untersuchungen hierüber sind bereits im Gange.

Zusammenfassung

1. Der Einfluß der Zink- bzw. der Zink- und Kupferdüngung auf die Stoffproduktion, die Ionenaufnahme und den Mineralstoffhaushalt einer zinkresistenten Population von <u>Festuca ovina</u> und unterschiedlich schwermetallresistenter Populationen von <u>Silene cucubalus</u> werden im Hinblick auf die physiologischen Grundlagen der Zink- bzw. Kupferresistenz untersucht.

2. Die Zinkaufnahme von <u>Festuca ovina</u> ist mit derjenigen von <u>Silene cucubalus</u> vergleichbar; Unterschiede in der aufgenommenen Zinkmenge lassen sich aus der niedrigeren Kationenumtauschkapazität der Gramineenwurzeln erklären.

3. Das Zink ist in den Wurzeln vornehmlich in säurelöslicher, in den Blättern in wasserlöslicher Form vorhanden. Mit Erhöhung des Zinkgehaltes nehmen diese Fraktionen jeweils zu.

4. Für <u>Silene cucubalus</u> wird eine spezifische protoplasmatische Resistenz der Populationen gegen die jeweils im Boden des Wuchsortes reichlich vorhandenen Schwermetalle ermittelt.

5. Für unterschiedlich resistente Populationen von <u>Silene cucubalus</u> wird bezüglich der Zink- und Kupferaufnahme kein Zusammenhang mit der jeweiligen Resistenzeigenschaft festgestellt. Lediglich bei zwei Populationen wird ein Kupfer-Zink-Antagonismus ermittelt.

6. Hinsichtlich der subzellulären Verteilung der Schwermetalle werden keine mit der spezifischen Schwermetallresistenz in Zusammenhang stehenden Beziehungen gefunden. In allen Populationen von <u>Silene cucubalus</u> sind Zink und Kupfer innerhalb der Wurzeln hauptsächlich in den Zellwänden und innerhalb der Blätter in den Zellvakuolen lokalisiert.

Literaturverzeichnis

Baumeister, W., 1954: Über den Einfluß des Zinks bei Silene inflata Smith. I. Mitt. Ber. Dtsch. Bot. Ges. 67, 205 - 213
- und H. Burghardt, 1956: Über den Einfluß des Zinks bei Silene inflata Smith. II. Mitt.: CO_2-Assimilation und Pigmentgehalt. Ber. Dtsch. Bot. Ges. 69, 161 - 168.
- Ernst, W. und F. Rüther, 1967: Zur Soziologie und Ökologie europäischer Schwermetall-Pflanzengesellschaften. Forschungsber. Land Nordrhein-Westfalen 1803, 1 - 46.

Beringer, H., 1963: Aufnahme und Wirkung des Mikronährstoffes Kupfer in ionogener und chelatisierter Form bei Gerste. Ztschr. Pflanzenernähr., Düng., Bodenkde 100, 22 - 34.

Biebl, R. und R. Rossi-Pillhofer, 1954: Die Änderung der chemischen Resistenz pflanzlicher Plasmen mit dem Entwicklungszustand. Protoplasma (Wien) 44, 113 - 135.

Bowen, J.E., 1969: Absorption of copper, zinc, and manganese by sugarcane leaf tissue. Plant Physiol. 44, 255 - 261.

Bradshaw, A.D., 1952: Populations of Agrostis tenuis resistant to lead and zinc poisoning. Nature (London) 169, 1098.
- McNeilly, T.S. and R.P.G. Gregory, 1965: Industrialization, evolution and the development of heavy metal tolerance in plants. Ecology and the Industrial Society, 5th Brit. Ecol. Soc. Symp., 327 - 343.

Bröker, W., 1963: Genetisch-physiologische Untersuchungen über die Zinkverträglichkeit von Silene inflata Sm. Flora 153, 122 - 156.

Cartwright, B., 1966: Studies on copper deficiency in nodulated subterranean clover. Ph. D. Thesis, Univ. Nottingham, Sutton Boninton.

Chen, P.S., Toribara, T.Y. and H. Warner, 1956: Microdetermination of phosphorus. Analyt. Chemistry 28, 1756 - 1758.

Chiranjeevi Rao, K., Krishnamurthy, T.N. and J. Thuljaram Rao, 1967: Cation-exchange capacity of roots and yield potential in sugarcane. Plant and Soil 27, 314 - 318.

Allen, W.R. and P.M. Sheppard, 1971: Copper tolerance in some Californian populations of the monkey flower, Mimulus guttatus. Proc. Roy. Soc. London B 177, 177 - 196.

Cole, M.M., Provan, D.M.J. and J.S. Tooms, 1968: Geobotany, biogeochemistry in mineral exploration in the Bulman-Waimuna Springs area, Northern Territory, Australia. Trans. Inst. Min. Metall. B, 81 - 103.

Crooke, W.M., 1958: Effect of heavy-metal toxicity on the cation exchange capacity of plant roots. Soil Sci. 86, 231 - 240.
- 1964: The measurement of the cation-exchange capacity of plant roots. Plant and Soil 21, 43 - 49.
- and A.H. Knight, 1962: An evaluation of published data on the mineral composition of plants in the light of the cation exchange capacities of their roots. Soil Sci. 93, 365 - 373.

Dekock, P.C. and R.L. Mitchell, 1957: Uptake of chelated metals by plants. Soil Sci. 84, 55 - 62.

Diez-Altares, C. and E. Bornemisza, 1967: The localization of zinc-65 in germinating corn tissues. Plant and Soil 26, 175 - 188.

Drake, M., 1964: Soil chemistry and plant nutrition. In F.E. Bear (ed.) Chemistry of the Soil. New York.
- Colby, W.G. and J. Vengris, 1951: Cation exchange of plant roots. Soil Sci. 72, 139 - 147.

Drouineau, G. et R. Mazoyer, 1962: Contribution à l'étude de la toxicité du cuivre dans les sols. Ann. Agronom. (Paris) 13, 31 - 53.

Dunne, T.C., 1956: A zinc-copper antagonism affecting cereals. Austral. Plant Nutrient Conf. 1, 278 - 283.

Duvigneaud, P. et S. Denayer-de Smet, 1963: Cuivre et végétation au Katanga. Bull. Soc. Roy. Bot. Belgique 96, 93 - 224.

Dvorak, J., 1967: Über die Magnesiumbestimmung in Pflanzenmaterial durch Absorptions-Flammenphotometrie. - Chem. Listy 61, 390 - 394.
Ernst, W., 1966: Ökologisch-soziologische Untersuchungen an Schwermetallpflanzengesellschaften Südfrankreichs und des östlichen Harzvorlandes. Flora Abt. B 156, 301 - 318.
- 1968a: Der Einfluß der Phosphatversorgung sowie die Wirkung von ionogenem und chelatisiertem Zink auf die Zink- und Phosphataufnahme einiger Schwermetallpflanzen. Physiol. Plant 21, 323 - 333.
- 1968b: Ökologische Untersuchungen an Pflanzengesellschaften unterschiedlich stark gestörter schwermetallreicher Böden in Großbritannien Flora Abt. B 158, 95 - 109.
- 1968c: Zur Kenntnis der Soziologie und Ökologie der Schwermetallvegetation Großbritanniens. Ber. Dtsch. Bot. Ges. 81, 116 - 124.
- 1969a: Zur Physiologie der Schwermetallpflanzen - Subzelluläre Speicherungsorte des Zinks. Ber. Dtsch. Bot. Ges. 82, 161 - 164.
- 1969b: Die Schwermetallvegetation Europas. Habil. Schrift Math.-Nat. Fak. Universität Münster.
- 1972: Ecophysiological studies on heavy metal plants in South-Central Africa. Kirkia 8, 125 - 145.
- und H. Weinert, 1972: Lokalisation von Zink in den Blättern von Silene cucubalus WIB. Zeitschr. Pflanzenphysiol. 66, 258 - 264.
Gladstones, J.S., and J.F. Lonergan, 1967: Mineral elements in temperate crop and pasture plants. I. Zinc. Aust. J. Agric. Res. 18, 427 - 446.
Gregory, R.P.G., and A.D. Bradshaw, 1965: Heavy metal tolerance in populations of Agrostis tenuis Sibth. and other grasses. New Phytol. 64, 131 - 143.
Gries, B., 1966: Zellphysiologische Untersuchungen über die Zinkresistenz bei Galmeiökotypen und Normalformen von Silene cucubalus WIB. Flora Abt. B 156, 271 - 290.
Hawf, L.F., and W.E. Schmid, 1967: Uptake and translocation of zinc by intact plants. Plant and Soil 27, 249 - 260.
Höfner, W., 1968: Organische Metallkomplexe als Transportformen aufgenommener Mikronährstoffe. Landw. Forsch. 21, 259 - 265.
- 1969: Nachweis und Trennung organischer Verbindungen des Zinks und des Kobalts im Exsudat von Helianthus annuus durch Gelfiltration an Sephadex. - Zeitschr. Pflanzenernähr., Düng., Bodenkunde 123, 11 - 21.
Howard-Williams, C., 1969. The ecology of Becium homblei. M. Phil. thesis. University of London.
Iljin, W.S., 1935: Das Absterben von Pflanzenzellen in reinen und ausbalanzierten Salzlösungen. Protoplasma 24, 409 - 430.
Judel, G.K. und S. Heilenz, 1969: Mineralstoffanalyse von biologischem Material mit Hilfe der Atom-Absorptions-Spektralphotometrie. Z.Pflanzenernähr., Düng., Bodenkde 124, 43 - 51.
Kaho, H., 1933: Das Verhalten der Pflanzenzellen gegen Schwermetallsalze. Planta (Berlin) 18, 664 - 682.
Malavolta, E., Arzolla, J.P. and H.P. Haag, 1956: Preliminary note on the absorption of radiozinc by young coffee plants (Coffea arabica L.) grown in nutrient solution. Phyton 6, 1 - 6.
Mattson, S., 1948: Laws of ionic exchange. III. Donnan equilibra in plant nutrition. - Ann. Roy. Agr. Coll. Swed. 15, 308 - 316.
McBride, C.H., 1967: Determination of traces of secondary plant nutrients in fertilizers by atomic absorption spectrophotometrie. - J. Ass. Offic. Anal. Chemists 50, 401 - 407.
Mercado, B.T., 1970: Über die NaCl-Resistenz von Beta vulgaris var. crassa, Phaseolus vulgaris var. nana bzw. vulgaris und Zea mays. Protoplasma 69, 151 - 170.
Miller, G.W., 1958: Properties of enolase extracts from pea seed. Plant Physiol. 33, 199 - 206 (1958).
Mouat, M.C.H., 1962: Genetic variation in root cation-exchange capacity of Ryegrass. Plant and Soil 16, 263 - 265.
Nason, A., 1958: The function of metals in enzyme systems. Soil Sci. 85, 63 - 77.
Prat, S., 1934: Die Erblichkeit der Resistenz gegen Kupfer. Ber. Dtsch. Bot. Ges. 52, 65 - 67.
Reilly, C., 1969: The uptake and accumulation of copper by Becium homblei (De Wild.) Duvig. & Plancke. New Phytol. 68, 1081 - 1087.

Repp, G., 1958: Salztoleranz der Pflanzen. I. Salzhaushalt und Salzresistenz der Marschpflanzen der Nordseeküste Dänemarks in Beziehung zum Standort. Österr. Bot. Z. 104, 454 -
Rediske, J.H. and O. Biddulph, 1953: The absorption and translocation of iron. Plant Physiol. 28, 536 - 593.
Repp, G., 1963: Die Kupferresistenz des Protoplasmas höherer Pflanzen auf Kupfererzböden. Protoplasma 57, 643 - 659.
Rosell, R.A. and A. Ulrich, 1964: Critical zinc concentration and leaf minerals of sugar beet plants. Soil Sci. 97, 152 - 167.
Rüther, F., 1967: Vergleichende physiologische Untersuchungen über die Resistenz von Schwermetallpflanzen. Protoplasma 64, 400 - 425.
Scharrer, K. und J. Jung, 1956: Über den Einfluß von Mangan, Kupfer, Zink, Eisen, Bor, Molybdän und Kobalt auf die Mineralstoffaufnahme bei Mais und Ackerbohnen. Z. Pflanzenernähr., Düng., Bodenkde 75, 47 - 66.
Schiller, W., 1971: Kulturversuche zur Kupferresistenz bei Schwermetallökotypen von Silene cucubalus WIB. Diss. Math.-Nat. Fak. Universität Münster.
Schindler, H., 1943: Protoplasmatod durch Schwermetallsalze. I. Kupfersalze. Protoplasma 38, 225 - 244.
Schmidt, W., 1969: Die serienmäßige Bestimmung von Kupfer und Eisen im Blutserum mit Hilfe der Atomabsorptions-Spektralphotometrie. Anal. Chem. 224, 198 - 207.
Scholz, G., 1964: Versuche zur Normalisierung des Phähotyps der Mutante chloronerva von Lycopersicum esculentum Mill. 3. Mitt. Über Isolierung und chemische Charakterisierung des normalisierenden Faktors. Flora 154, 589 - 597.
Schwanitz, F. und H. Hahn, 1954: Genetisch-entwicklungsphysiologische Untersuchungen an Galmeipflanzen. Z. f. Bot. 42, 179 - 190, 459 - 471.
Stewart, L., 1963: Chelation in the absorption and translocation of mineral elements. - Ann. Rev. Plant Physiol. 13, 295 - 310.
Straub, R., 1964: Untersuchungen über die Kationenumtauschkapazität der Wurzeln von Wiesenpflanzen und Trockenrasenpflanzen. - Diss. Nat. Fak. Universität Würzburg.
Stupar, J., Furlan J. und I. Glazer, 1967: Bestimmung der Spurenelemente in Pflanzen und Bodenextrakten durch die Atomabsorptions-Flammenphotometrie. Landwirtschaftl. Forsch. 20, 12 - 27.
Tiffin, L.O., 1967: Translocation of manganese, iron, cobalt and zinc in tomato. Plant Physiol. 42, 1427 - 1432.
Turner, R.G., 1970: The subcellular distribution of zinc and copper within the roots of metal-tolerant clones of Agrostis tenuis Sibth. New Phytol. 69, 725 - 731.
- and R.P.G. Gregory, 1967: The use of radioisotopes to investigate heavy metal tolerance in plants. In "Isotopes in plant nutrition and physiology". IAEA. 493 - 509.
- and C. Marshall, 1971: The accumulation of ^{65}Zn by root homogenates of zinc-tolerant and non-tolerant clones of Agrostis tenuis Sibth. New Phytol. 70, 539 - 545.
Url, W., 1956: Über Schwermetall-, zumal Kupferresistenz einiger Moose. Protoplasma 46, 768 - 793.
Wachsmann, C., 1959: Wasserkulturversuche zur Wirkung von Blei, Kupfer und Zink auf die Gartenform und Schwermetallökotypen von Silene inflata Sm. Diss. Math.-Nat. Fak. Universität Münster.
Williams, R.F., 1948: The effects of phosphorus supply on the rates of intake of phosphorus and nitrogen and upon certain aspects of phosphorus metabolism in gramineous plants. Aust. J. Sci. Res. B 1, 333 - 361.
Vose, A. and Randall, 1962: Resistance to aluminium and manganese toxicities in plants related to variety and cation exchange capacity. Nature (Lond.) 196, 85 - 86.

Forschungsberichte des Landes Nordrhein-Westfalen

Herausgegeben im Auftrage des Ministerpräsidenten Heinz Kühn
vom Minister für Wissenschaft und Forschung Johannes Rau

Sachgruppenverzeichnis

Acetylen · Schweißtechnik
Acetylene · Welding gracitice
Acétylène · Technique du soudage
Acetileno · Técnica de la soldadura
Ацетилен и техника сварки

Arbeitswissenschaft
Labor science
Science du travail
Trabajo científico
Вопросы трудового процесса

Bau · Steine · Erden
Constructure · Construction material ·
Soilresearch
Construction · Matériaux de construction ·
Recherche souterraine
La construcción · Materiales de construcción ·
Reconocimiento del suelo
Строительство и строительные материалы

Bergbau
Mining
Exploitation des mines
Minería
Горное дело

Biologie
Biology
Biologie
Biologia
Биология

Chemie
Chemistry
Chimie
Quimica
Химия

Druck · Farbe · Papier · Photographie
Printing · Color · Paper · Photography
Imprimerie · Couleur · Papier · Photographie
Artes gráficas · Color · Papel · Fotografía
Типография · Краски · Бумага · Фотография

Eisenverarbeitende Industrie
Metal working industry
Industrie du fer
Industria del hierro
Металлообрабатывающая промышленность

Elektrotechnik · Optik
Electrotechnology · Optics
Electrotechnique · Optique
Electrotécnica · Optica
Электротехника и оптика

Energiewirtschaft
Power economy
Energie
Energía
Энергетическое хозяйство

Fahrzeugbau · Gasmotoren
Vehicle construction · Engines
Construction de véhicules · Moteurs
Construcción de vehículos · Motores
Производство транспортных средств

Fertigung
Fabrication
Fabrication
Fabricación
Производство

Funktechnik · Astronomie
Radio engineering · Astronomy
Radiotechnique · Astronomie
Radiotécnica · Astronomía
Радиотехника и астрономия

Gaswirtschaft
Gas economy
Gaz
Gas
Газовое хозяйство

Holzbearbeitung
Wood working
Travail du bois
Trabajo de la madera
Деревообработка

Hüttenwesen · Werkstoffkunde
Metallurgy · Materials research
Métallurgie · Matériaux
Metalurgia · Materiales
Металлургия и материаловедение

Kunststoffe
Plastics
Plastiques
Plásticos
Пластмассы

Luftfahrt · Flugwissenschaft
Aeronautics · Aviation
Aéronautique · Aviation
Aeronáutica · Aviación
Авиация

Luftreinhaltung
Air-cleaning
Purification de l'air
Purificación del aire
Очищение воздуха

Maschinenbau
Machinery
Construction mécanique
Construcción de máquinas
Машиностроительство

Mathematik
Mathematics
Mathématiques
Matemáticas
Математика

Medizin · Pharmakologie
Medicine · Pharmacology
Médecine · Pharmacologie
Medicina · Farmacología
Медицина и фармакология

NE-Metalle
Non-ferrous metal
Metal non ferreux
Metal no ferroso
Цветные металлы

Physik
Physics
Physique
Física
Физика

Rationalisierung
Rationalizing
Rationalisation
Racionalización
Рационализация

Schall · Ultraschall
Sound · Ultrasonics
Son · Ultra-son
Sonido · Ultrasónico
Звук и ультразвук

Schiffahrt
Navigation
Navigation
Navegación
Судоходство

Textilforschung
Textile research
Textiles
Textil
Вопросы текстильной промышленности

Turbinen
Turbines
Turbines
Turbinas
Турбины

Verkehr
Traffic
Trafic
Tráfico
Транспорт

Wirtschaftswissenschaften
Political economy
Economie politique
Ciencias económicas
Экономические науки

Einzelverzeichnis der Sachgruppen bitte anfordern

Westdeutscher Verlag · Opladen
567 Opladen/Rhld., Ophovener Straße 1–3, Postfach 1620

If you have any concerns about our products,
you can contact us on
ProductSafety@springernature.com

In case Publisher is established outside the EU,
the EU authorized representative is:
**Springer Nature Customer Service Center GmbH
Europaplatz 3, 69115 Heidelberg, Germany**

Printed by Libri Plureos GmbH
in Hamburg, Germany